SIMONE TATAY
Das Speck-weg-Buch

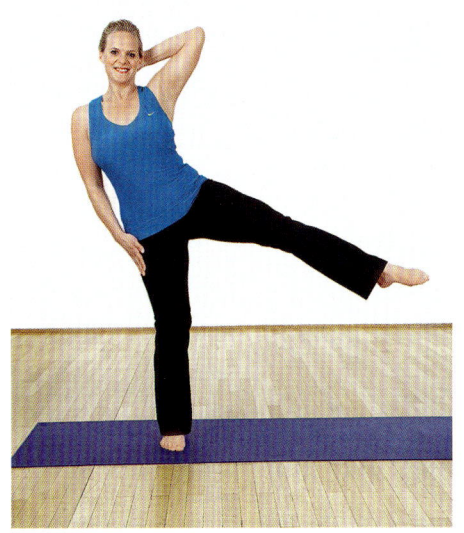

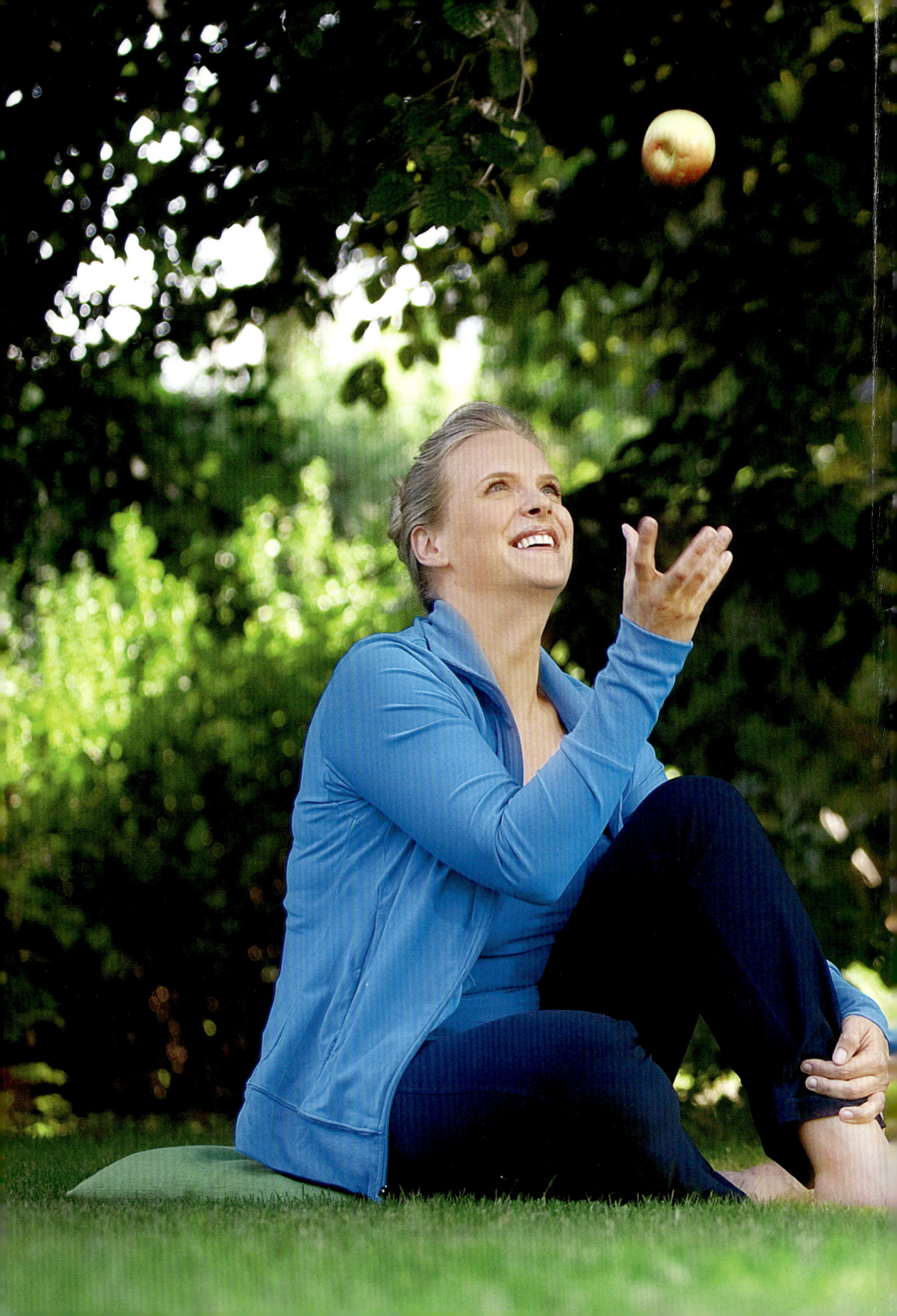

SIMONE TATAY

Das
Speck
weg
Buch

Die **25** ultimativen Übungen für alle Problemzonen

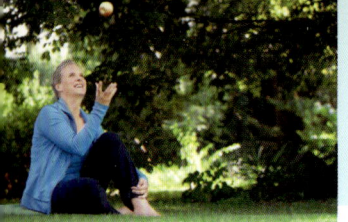

Was Sie in diesem Buch finden

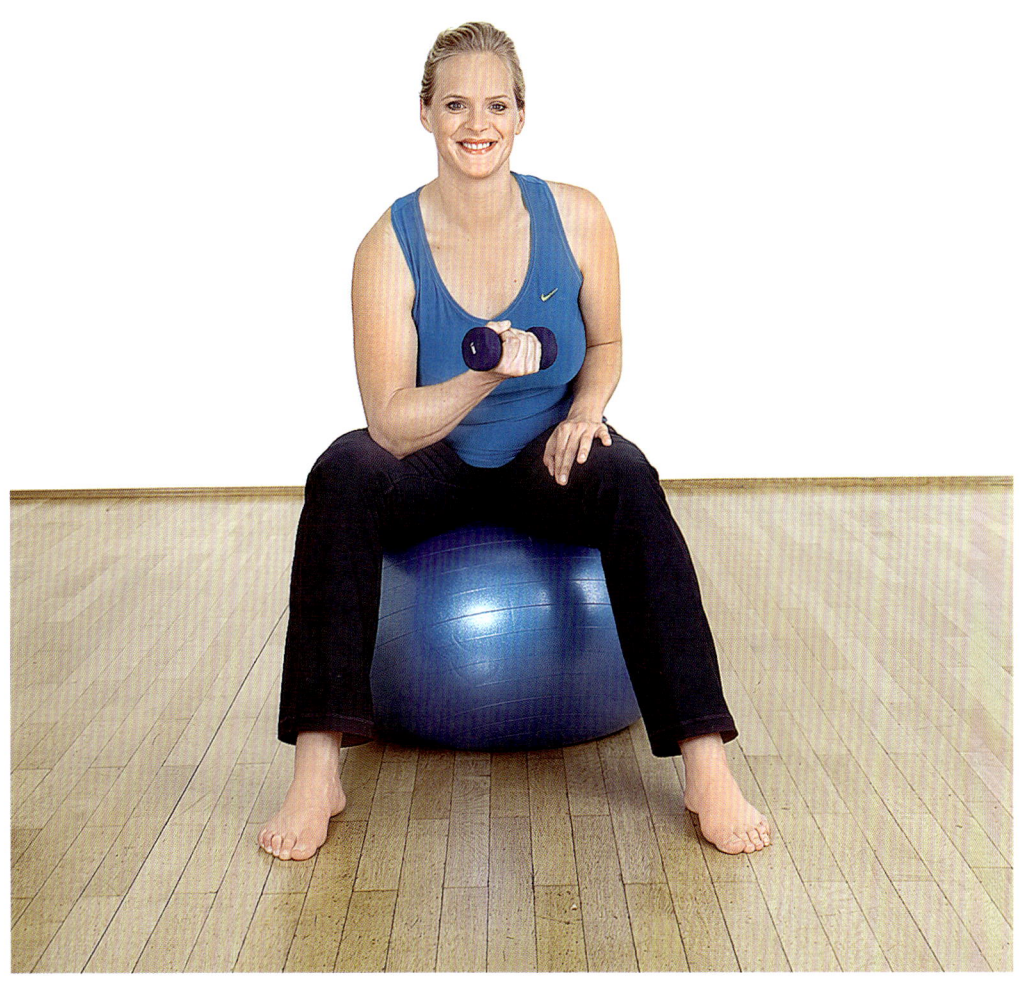

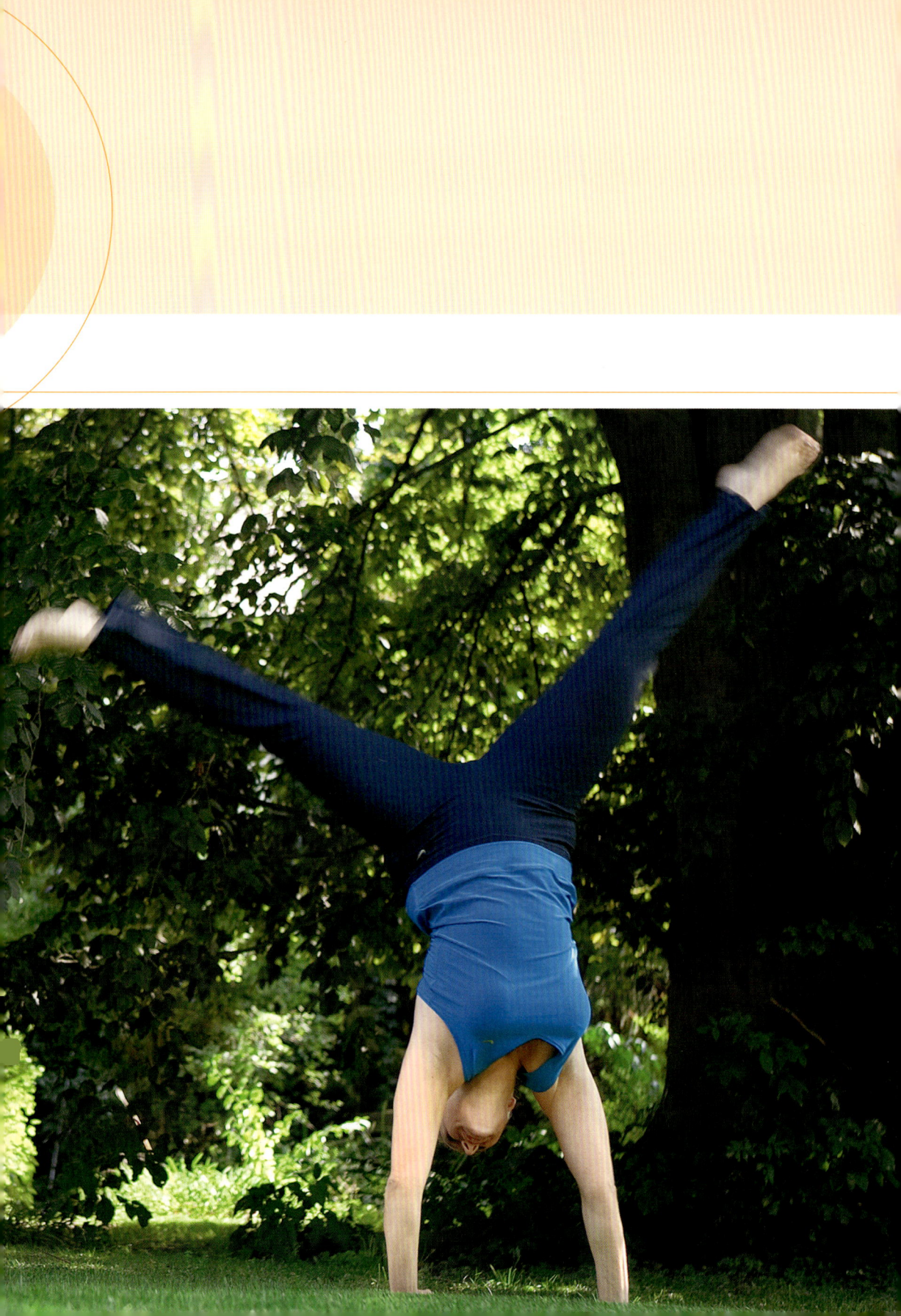

Ran an den Speck ...

... mit dem richtigen
»Know-how«!

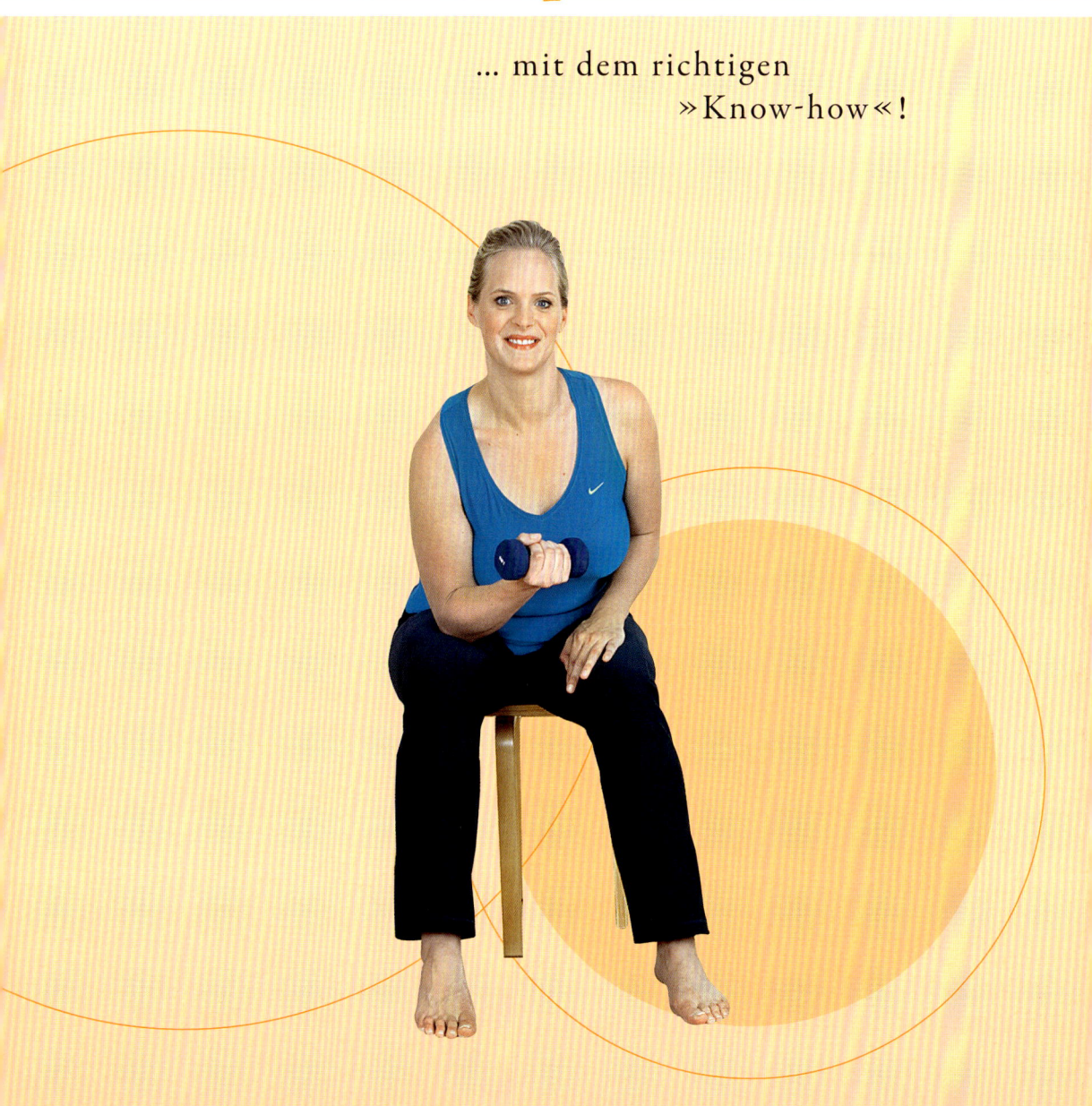

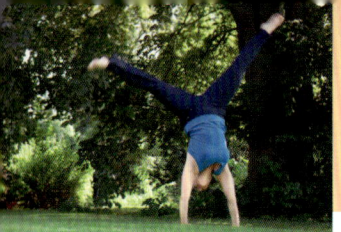

Kommen Sie schneller zum Ziel

Für ein sinnvolles Problemzonentraining ist es wichtig, sich nicht nur auf bestimmte Körperpartien zu konzentrieren. Auch im Alltag benutzen wir selten eine Muskelgruppe alleine. Betrachten Sie Ihren Körper ganzheitlich, und trainieren Sie ihn auch so. Die Übungsprogramme auf den Seiten 72 bis 77 habe ich genau nach diesem Kriterium für Sie zusammengestellt.

Um die in diesem Buch vorgestellten Übungen zur Straffung und Formung von Bauch, Beinen, Po und Armen abzurunden und Ihnen einen raschen Erfolg zu garantieren, finden Sie außerdem Anregungen zu einer bewussten Ernährung. Denn es hat wenig Sinn zu trainieren, dem Körper aber die für den Muskelaufbau notwendigen Nährstoffe vorzuenthalten. Dabei ist der Muskelaufbau auch für die Gewichts-

reduktion entscheidend, denn ein gut trainierter Muskel benötigt mehr Energie, die er sich aus den Fettreserven des Körpers holt.

Den wohlwollenden Blick üben

Vielleicht kennen Sie das Szenario: Morgens nach dem Aufstehen verrät Ihr Blick in den Spiegel Ihre Unzufriedenheit und der Blick in den Schrank, dass Sie nichts Passendes zum Anziehen finden. Das Hüftgold will versteckt und die wenig knackigen Oberschenkel wollen kaschiert werden. Abends vor dem Schlafengehen zeigt der Spiegel leider nichts Erfreulicheres. Dieses negative Gefühl wird plötzlich

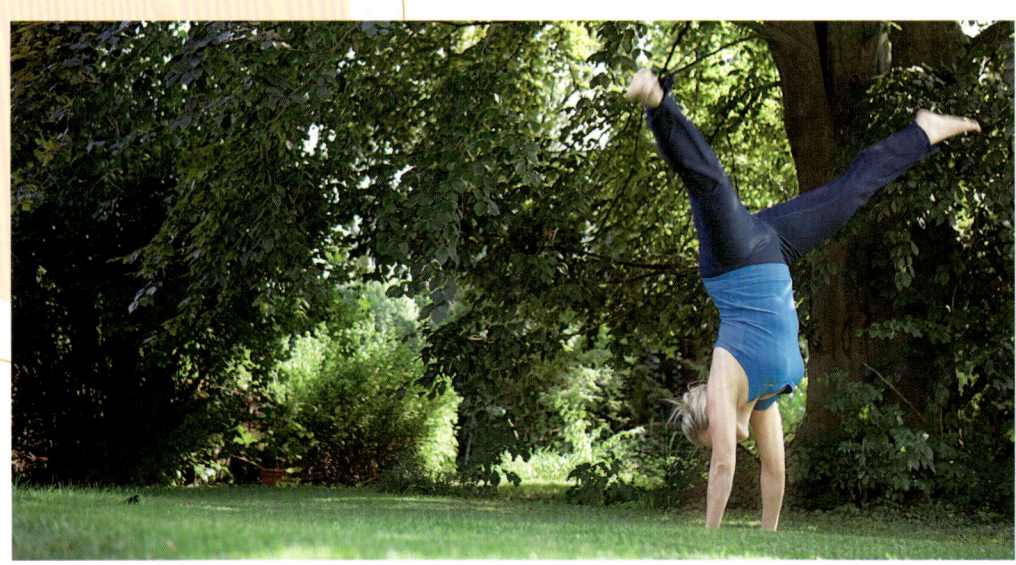

Mit einer positiven Einstellung zu sich und Ihrem Körper wird Ihnen das Vorhaben, dem Speck zu Leibe zu rücken, viel leichter gelingen.

Bestandteil Ihres Alltags. Es begleitet Sie auf Schritt und Tritt, und am liebsten würden Sie Ihren Körper einfach auswechseln, gegen einen strafferen und wohlgeformteren. Da dies nicht möglich ist – jedenfalls noch nicht –, kommen Sie um einen Kampf mit Ihrem inneren Schweinehund nicht herum: Zum einen geht es darum, mehr auf Ihre Ernährung zu achten, und zum anderen, aktiver zu werden. Dass Sie regelmäßig trainieren und langfristig dabeibleiben, sind die beiden Eckpfeiler für dauerhaften Erfolg. Der erste Schritt: Verändern Sie Ihre Einstellung. Sagen Sie Ja zu Ihrem Körper und schenken Sie ihm die Aufmerksamkeit, die er verdient – in Form von regelmäßiger Bewegung und ausgewogener Ernährung. Ihr Auto würden Sie auch nicht monatelang in der Garage stehen lassen und bei den ersten Sonnenstrahlen mit dickflüssigem Motorenöl über die Landstraßen rasen. Wer seinen Bauch nicht mag, wird härter und länger trainieren müssen, um den Speck wegzubekommen als jemand, der seinen Bauch mit Wohlwollen betrachtet. Wenn Sie spüren, dass ein anderer Sie nicht leiden kann, begegnen Sie dieser Person auch eher zurückhaltend. Ähnlich verhält es sich mit Ihren Problemzonen: Schließen Sie Freundschaft mit Ihrem Körper und gehen Sie Ihrer vitalen Zukunft als Team entgegen.

Kann die Waage lügen?

Bedauerlicherweise verlassen sich viele von uns auf das, was die Waage zeigt. Aber die Waage als Maßstab für den eigenen Trainingserfolg zu nutzen macht wenig Sinn: Wer trainiert, baut Muskelmasse auf. 1 kg Muskelmasse entspricht aber nicht 1 kg Fett, denn 1 kg Fett ist viel voluminöser. Deswegen wird Ihre Waage möglicherweise keine Gewichtsreduktion anzeigen, wenn neue Muskelmasse altes Fett ersetzt – vertrauen Sie Ihrem Hosenbund oder den Blusenknöpfen, die sich wie von Zauberhand leichter schließen lassen. Messen Sie Ihren Erfolg an den zu klein gewordenen Kleidungsstücken.

Und: Vergessen Sie Diäten! Bei den meisten klassischen Diäten verliert Ihr Körper zunächst vor allem Wasser und baut bei unausgewogener Ernährung Muskelmasse ab. Was sich anfangs positiv auf der Waage zeigt, wird nach kurzer Zeit durch den »Jo-Jo-Effekt« zunichtegemacht. Erfahren Sie auf den folgenden Seiten, wie Sie sich mit einer sinnvollen Ernährungsumstellung schon bald wohler und fitter fühlen und vor allem Ihr »Speck-weg-Vorhaben« sinnvoll unterstützen können.

Positive Gedanken

Sie wollen Ihre Pölsterchen loswerden? Dann beginnen Sie damit, Ihre Problemzonen wohlwollend zu betrachten. Konzentrieren Sie sich nicht auf das, was Sie nicht an sich mögen, sondern stellen Sie sich vor, wie Sie Ihren Po, Ihre Oberschenkel oder Arme gerne sehen möchten. So kann sich Ihre Einstellung verändern – und genau das hilft Ihnen, schneller und vor allem langfristig abzunehmen.

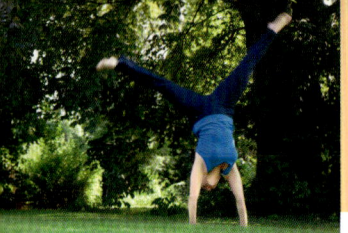

Ernähren Sie sich schon?

Oder essen Sie noch? Die gute Nachricht: Den Begriff »Diät« können Sie komplett aus Ihrem Wortschatz streichen. Viel sinnvoller ist eine dauerhafte Ernährungsumstellung. Im Folgenden habe ich einige Hinweise für Sie zusammengestellt.

Das Frühstück ist die wichtigste Mahlzeit, denn mit ihm starten Sie in den Tag und versorgen Ihren Körper mit Energie. Tauschen Sie ab morgen das Toastbrot mit Haselnusscreme gegen einen Vollkorntoast mit Honig. Essen Sie statt eines überzuckerten Fertigmüslis eine selbst zusammengestellte Mischung aus Haferflocken, frischem Obst und fettarmem Joghurt. Einen Tipp dazu finden Sie im Kasten. Verzichten Sie den Rest des Tages auf Fertiggerichte und Fastfood. Beides sind Energiefresser und Vitalstoffräuber. Greifen Sie stattdessen zu Vollkornprodukten, frischem Obst und Gemüse. Tauschen Sie fetten Wurstbelag gegen gekochten Schinken oder mageres Geflügel, gern ergänzt durch ein Salatblatt oder ein Radieschen. Als kleiner Snack zwischendurch spenden Ihnen Trockenfrüchte (wie Mango und Datteln), Nüsse oder Bananen Energie, die lange vorhält und dem Körper mehr liefert als Schokoriegel und Gummibärchen.

Mein Tipp für ein Power-Vital-Müsli

Sie haben morgens wenig Zeit? Dann bereiten Sie das Frühstück am Vorabend zu – so gewinnt es außerdem an Geschmack: Mischen Sie 1 Tasse Haferflocken mit 1 Tasse tiefgekühlten Himbeeren oder Waldbeeren in einer Schüssel. Pressen Sie den Saft einer halben Grapefruit oder Orange aus und geben Sie ihn dazu. Falls Sie es etwas süßer mögen, rühren Sie 1 Teelöffel Rohrzucker oder Honig unter. Mischen Sie die Zutaten kräftig durch und lassen Sie die Schüssel über Nacht im Kühlschrank stehen. Morgens geben Sie nur noch einen 250-g-Becher fettarmen Joghurt dazu, rühren um und – genießen Ihr Power-Vital-Müsli!
Werden Sie kreativ: Statt der Beeren können Sie auch jeweils eine Aprikose, Birne, Banane oder einen Apfel klein schneiden und unter die Haferflocken mischen.

Keine Chance den Heißhungerattacken

Trinken Sie bei Ihrer nächsten Heißhungerattacke einmal einen halben Liter stilles Wasser, statt zu einem Snack zu greifen. Denn nicht selten verwechseln wir ein Flüssigkeitsdefizit im Körper mit Hungergefühl. Probieren Sie es aus! Wenn Sie häufig müde und schlapp sind, kann das auch an einem Flüssigkeitsmangel liegen. Trinken Sie daher vorbeugend jede Stunde ein Glas Wasser. Wenn es Ihnen an Geschmack fehlt, geben Sie etwas frisch gepressten Zitronen-, Grapefruit- oder Orangensaft dazu. Im Sommer schmecken auch kleine Was-

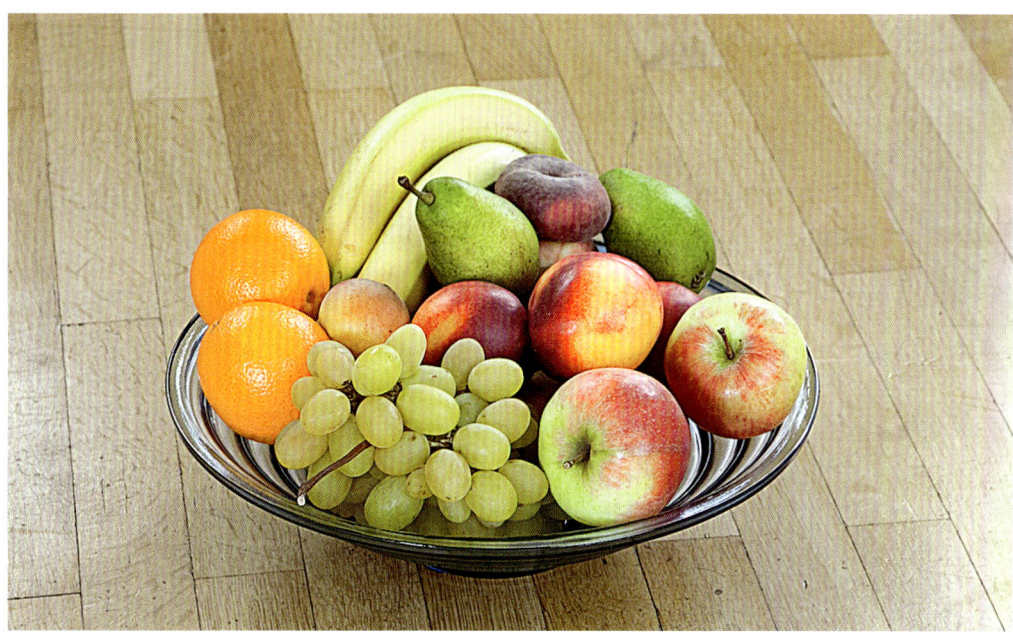

Vitaminbomben statt Vitalstoffräuber: Greifen Sie beim kleinen Hunger zwischendurch beherzt in die Obstschale.

sermelonenstückchen oder Gurkenscheiben erfrischend. Ein paar Eiswürfel dazu und fertig ist Ihr leckerer Fitness-Cocktail.

Kleine Faustregeln mit großer Wirkung

Die richtigen Lebensmittel unterstützen Sie beim Abnehmen:

* Planen Sie großzügig eiweißhaltige Produkte wie Fisch, Fleisch, Geflügel, Eier und fettarme Milchprodukte in Ihren Speiseplan ein.
* Gehen Sie sparsam mit Kohlenhydrathaltigem um, und wählen Sie bei Brot und Nudeln Vollkorn- statt Weißmehlprodukten.

* Bevorzugen Sie Gemüse und Obst statt industriell weiterverarbeiteter Snacks wie Schokoriegel, Gummibärchen und Chips.
* Vermeiden Sie Fette, die dem Körper schaden und beispielsweise in Torten, Cremesuppen, Hart- und Weichkäse mit hohem Fettgehalt vorkommen. Wählen Sie stattdessen »fitale« Fette in Nüssen oder extra nativem Olivenöl, die den Körper bei der Verarbeitung der »fatalen« Fette unterstützen.

Stellen Sie Ihre Essgewohnheiten am besten Schritt für Schritt um und seien Sie geduldig, wenn es mit der neuen Ernährung nicht auf Anhieb klappt. Selbst mit kleinen Ausrutschern hier und da werden Sie sich schon nach kurzer Zeit vitaler und fitter fühlen – versprochen.

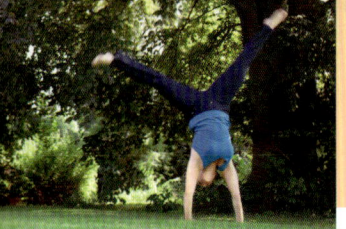

Gut geplant, ist halb trainiert

Bevor es losgeht, bedarf es noch einiger Vorbereitungen. Diese erleichtern es Ihnen, Ihr Sportprogramm langfristig in Ihren Alltag zu integrieren. Stellen Sie sich dazu ganz konkret Ihre Trainingseinheiten vor: Wann möchten Sie am liebsten trainieren? Und welche Ausstattung steht Ihnen zur Verfügung? Tragen Sie feste Trainingszeiten in Ihren Kalender ein und halten Sie sich daran!
Legen Sie Ihre Ziele schriftlich fest, zum Beispiel: »Ich möchte in vier Wochen einen flacheren Bauch.« Hängen Sie ein Foto von früher auf, das Sie mit einer schlankeren Taille oder straffen Beinen zeigt. Legen Sie eine zu eng gewordene Hose oder Bluse ganz vorne in den Schrank, damit Sie täglich mit Vorfreude an Ihr Ziel erinnert werden.

Noch mehr Tipps für ein besseres Körpergefühl

Viele Kleinigkeiten können Sie auf dem Weg zu Ihrem Ziel »Der Speck muss weg!« unterstützen.

* Kurbeln Sie schon morgens Ihre Lymphdrüsen bei der Entsorgung des »Körpermülls« an: Bürsten Sie! Beginnen Sie an den Händen oder Füßen und bürsten Sie langsam in Richtung Herz. Das stimuliert die Lymphe und fördert die Durchblutung.
* Starten Sie dann mit einer kalten Dusche in den Tag. Das macht geistig wie körperlich wach und kurbelt ebenfalls die Durchblutung an – perfekt, um den (Job-)Alltag leistungsfähig zu meistern!

* Pflegen Sie Ihre Haut nach dem Duschen oder Baden mit Weizenkeimöl und kneten Sie Ihre Problemzonen sanft mit den Fingern durch. Das regt die Entgiftung an und Ihre Haut wirkt straffer: bei regelmäßiger Anwendung eine Erfolgsformel gegen Orangenhaut.

Die richtige Trainingszeit

Die Trainingszeit legen Sie am besten ganz nach Ihren individuellen Bedürfnissen fest. Wenn Sie zu den Menschen gehören, die morgens bereits schwungvoll aus dem Bett kommen, werden Ihnen die Übungen nach dem Aufstehen sicherlich leicht fallen. Fühlen Sie sich erst abends motiviert, legen Sie Ihr Training auf die Zeit nach Job und Hausarbeit. Vermeiden Sie es aber bitte, direkt nach einer Mahlzeit zu üben. Gönnen Sie Ihrem Magen vor dem Training zwei bis drei Stunden Pause.

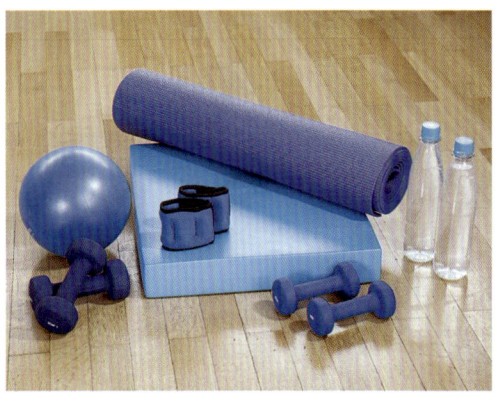

Sie haben die Wahl: mit oder ohne Equipment.

Was Sie zum Üben brauchen

Für die Übungen in diesem Buch benötigen Sie keine teure Ausrüstung. Hauptsache, Ihre Kleidung ist bequem. Wenn Sie ein neues Trainingsoutfit allerdings motiviert, halten Sie sich nicht zurück. Bei Übungen im Stehen empfehle ich, mit stabilen und rutschfesten Sportschuhen zu trainieren. Übungen im Liegen können Sie ohne Turnschuhe ausführen.

Bei einigen Übungen können Sie die Trainingsintensität durch Hanteln steigern. Verwenden Sie am besten 0,5- bis 1,0-kg-Hanteln, für die Übung »Starker Oberarm« auf den Seiten 70 und 71 können Sie auch schwerere benutzen. Alternativ bieten sich Wasserflaschen mit 0,5 bis 1 Liter an.

Für die meisten Übungen eignet sich als Unterlage eine Gymnastikmatte oder eine große weiche Decke. Mit instabilen Unterlagen erhöhen Sie die Intensität. Geräte wie
* AIREX® Balance Pad,
* SISSEL® Balance Board
* oder MFT Fun Disc
eignen sich dafür hervorragend. Aber es tut auch eine zusammengerollte Gymnastikmatte oder Decke.

Aufwärmen davor und Dehnen danach

Aufwärmen und Dehnen sind für jedes Training empfehlenswert. So werden die Gelenke geschmeidig und die Muskulatur besser durch-blutet. Bewegen Sie sich am besten locker zu einem Ihrer Lieblingssongs, rekeln und strecken Sie sich in alle Richtungen und schütteln Sie Arme und Beine etwas aus. Sie werden eine leichte Erwärmung Ihres Körpers spüren und sich im anschließenden Training sicherer und aktivierter fühlen. Um die Muskulatur geschmeidig zu erhalten, empfehle ich zudem Yoga-Übungen. Legen Sie doch ein- bis zweimal pro Woche eine kleine Yogaeinheit ein! Bücher zum Thema finden Sie auf Seite 78. Sind Sie bereit? Dann legen Sie los und lassen Sie sich auf keinen Fall von Ihrem inneren Schweinehund aufhalten. Ich wünsche Ihnen viel Spaß und Erfolg.

Mehr als Speck-weg!

Das hier vorgestellte Trainingsprogramm hat neben den purzelnden Pfunden weitere positive Auswirkungen:
- Es hebt die Laune.
- Sie schlafen besser und fühlen sich morgens frischer.
- Sie haben in Alltag und Beruf mehr Energie und Leistungsfähigkeit.
- Ihre Haut wird straffer und strahlender.
- Sie können Stress leichter bewältigen.
- Das Immunsystem wird angekurbelt und gestärkt.
- Ihre Körperhaltung strafft sich, wodurch Sie mehr Selbstbewusstsein ausstrahlen.
- Sie beugen altersbedingten Abbauprozessen vor.

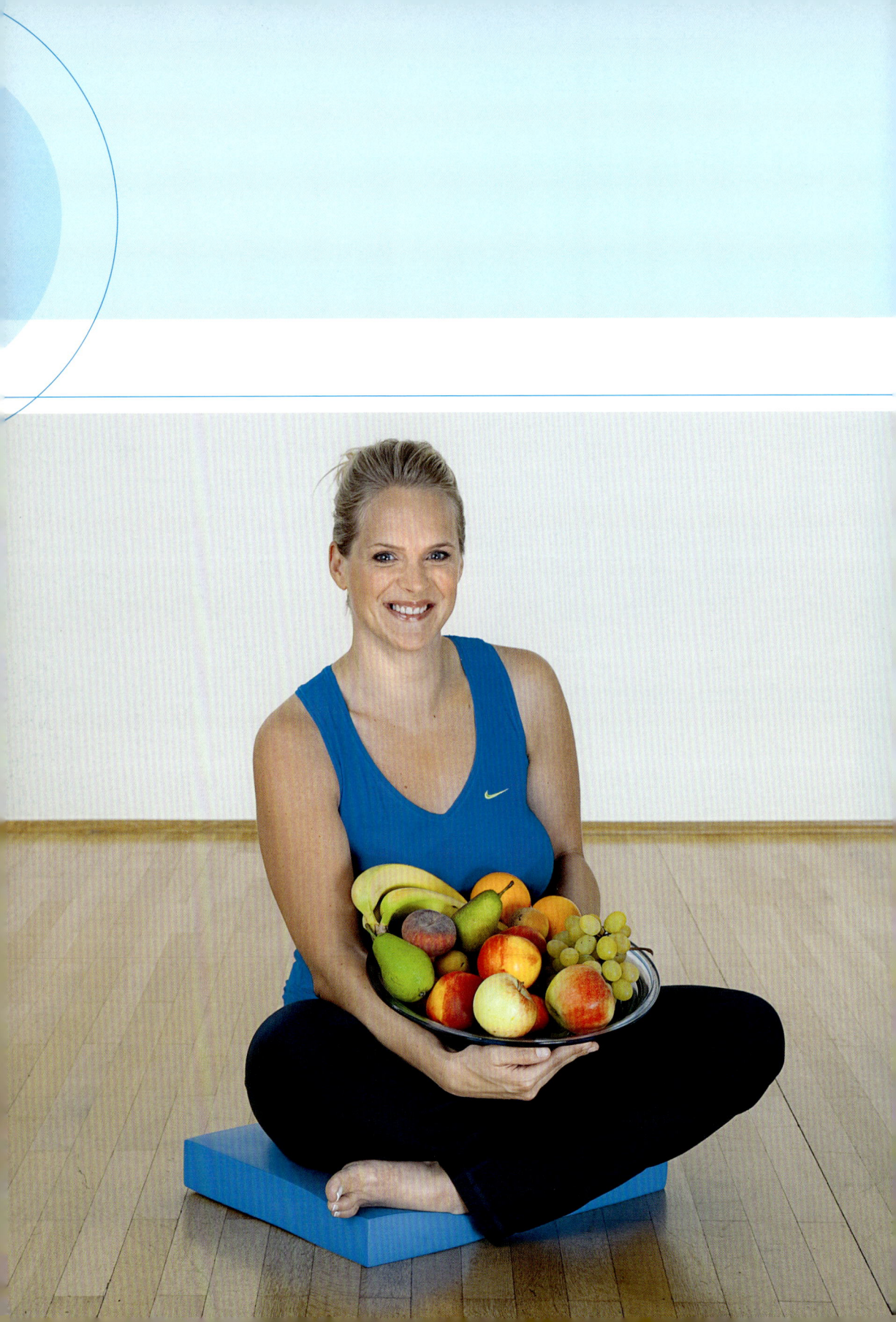

Ran an den Bauch ...

... für eine schlanke
Silhouette

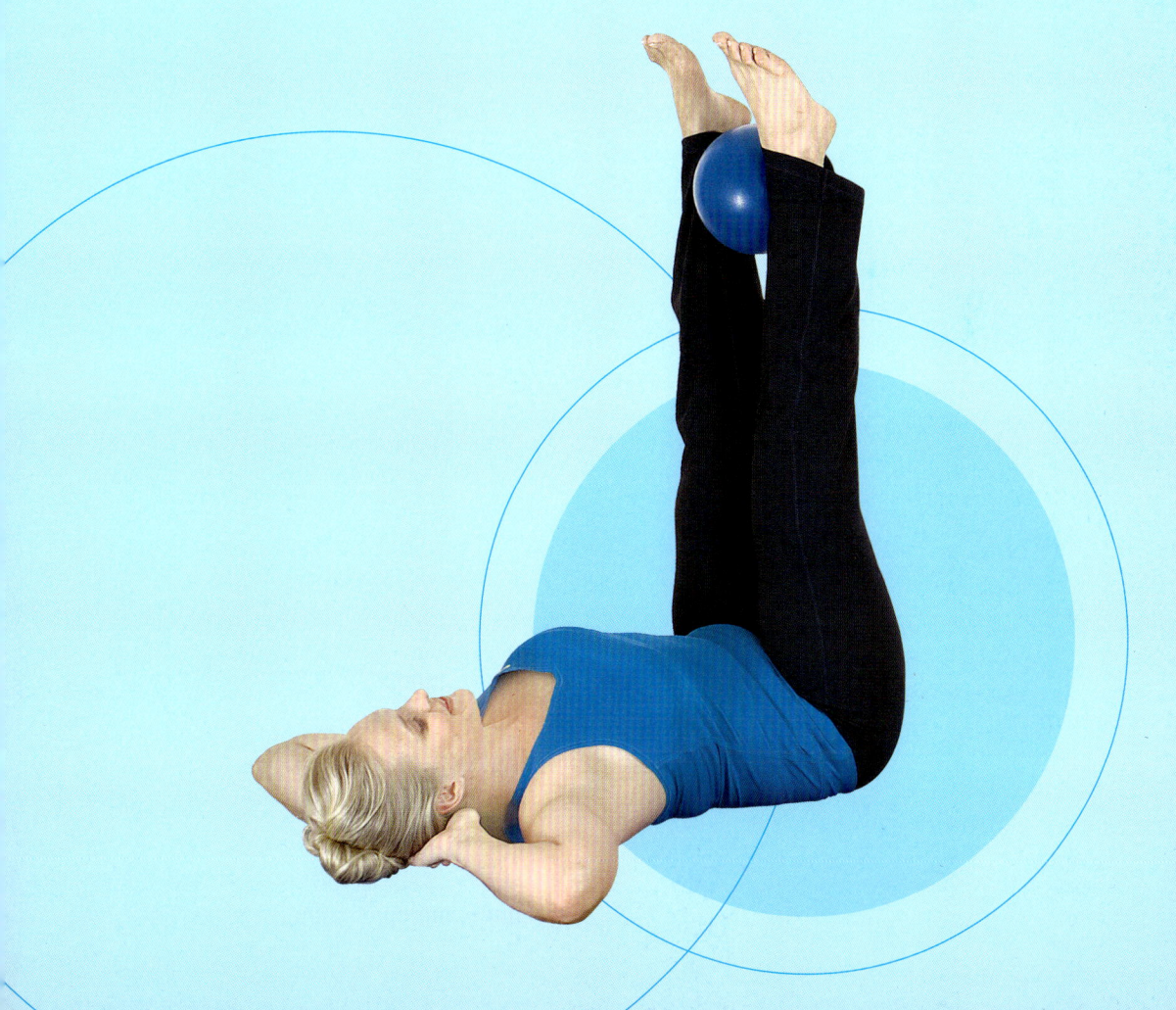

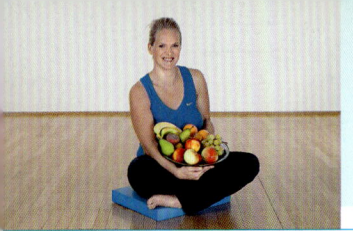

Die ultimativen Übungen für den Bauch

Sie wünschen sich einen flachen und straffen Bauch? Oder soll sich sogar Ihre Bauchmuskulatur definiert abzeichnen, damit Sie im kommenden Sommer im Bikini eine gute Figur machen? Dann heißt es, alle Bauchmuskeln zu trainieren – die gerade, äußere schräge, innere schräge und quere Bauchmuskulatur. Wenn Sie diese Muskeln, die sich wie ein Gürtel um Ihre Taille legen, gleichermaßen stärken, bekommen Sie eine schlanke und definierte Körpermitte. Abgesehen davon, dass ein straffer Bauch attraktiver aussieht, verbessern Sie auch Ihre Körperhaltung: Sie wird aufrechter, was Sie zusätzlich schlanker erscheinen lässt.

Abrollen

Mit dieser Übung trainieren Sie die gerade und quere Bauchmuskulatur. Da das Abrollen so effektiv ist, sind bereits wenige Wiederholungen für ein wirkungsvolles Training ausreichend. Sie benötigen nur eine Gymnastikmatte oder eine weiche Decke als Unterlage.

So trainieren Sie

1 Setzen Sie sich aufrecht auf den Boden. Die Beine sind hüftbreit aufgestellt.
* Legen Sie die Hände in Ihre Kniekehlen. Die Ellenbogen zeigen nach außen. Sie spüren beide Sitzbeinhöcker gleichmäßig auf dem Boden.
* Aktivieren Sie Ihre Bauchmuskulatur und ziehen Sie den Bauchnabel zur Wirbelsäule.

2 Senken Sie das Kinn zum Brustbein und werden Sie im Rücken ganz rund. Kippen Sie das Becken nach hinten und beginnen Sie eine langsame und kontrollierte Abrollbewegung. Beginnen Sie mit dem Kreuzbein, rollen Sie langsam Wirbel für Wirbel Ihre Lendenwirbelsäule und anschließend Ihre Brustwirbelsäule auf den Boden ab. Ihre Hände folgen der Bewegung, indem Sie entlang der Oberschenkelaußenseiten mitgleiten. Am Ende legen Sie auch den Kopf ab. Beide Füße bleiben währenddessen wie festgesaugt in ihrer Ausgangsposition.
* Rollen Sie anschließend in umgekehrter Richtung wieder hoch: Ziehen Sie zuerst das Kinn zum Brustbein, heben Sie Kopf und Schulterblätter vom Boden ab und rollen Sie mit der Brustwirbelsäule beginnend Wirbel für Wirbel langsam nach oben in den aufrechten Sitz.

So wird's optimal

- Arbeiten Sie ohne Schwung. Benutzen Sie allein Ihre Bauchmuskeln für diese Übung.
- Weichen Sie während des Ab- und Aufrollens mit dem Oberkörper nicht zur Seite aus.
- Ziehen Sie Ihre Schulterblätter in Richtung Gesäß.
- Atmen Sie während der Übungsausführung gleichmäßig weiter.

* Wiederholen Sie das Ab- und Aufrollen insgesamt 10-mal.

Nicht aufgeben, wenn es nicht auf Anhieb gelingen will. Üben Sie beharrlich weiter. Ihre Muskulatur muss sich erst an diese Bewegungsabläufe gewöhnen. Benutzen Sie anfangs Ihre Arme als Hilfe.
Erholen Sie sich anschließend, indem Sie sich mit lang ausgestreckten Armen und Beinen auf den Rücken legen. Rekeln und strecken Sie sich in alle Richtungen.

Einfache Variation
Wenn Ihre Bauchmuskulatur anfangs zu schwach ist, üben Sie nur die erste Phase des Aufrollens. Legen Sie sich hierzu auf den Rücken und stellen Sie beide Füße hüftbreit

vor den Knien auf. Die Hände liegen an den Oberschenkelaußenseiten. Senken Sie nun das Kinn zum Brustbein, heben Sie den Kopf an und rollen Sie Wirbel für Wirbel hoch, bis nur noch Ihre Schulterblattspitzen auf dem Boden aufliegen. Rollen Sie anschließend genauso langsam wieder Wirbel für Wirbel zurück. Wiederholen Sie dies 10-mal.

Schwierige Variation
Die Übung wird anspruchsvoller, wenn Sie Ihren Kopf mit den Händen stützen. Legen Sie Ihre Fingerkuppen dazu am Hinterkopf an, die Ellenbogen zeigen zu den Seiten. Behalten Sie das langsame Tempo in der Ab- und Aufrollbewegung bei. Sie werden sofort spüren, wie viel stärker Ihre Bauchmuskulatur durch diese größere Hebelwirkung beansprucht wird.

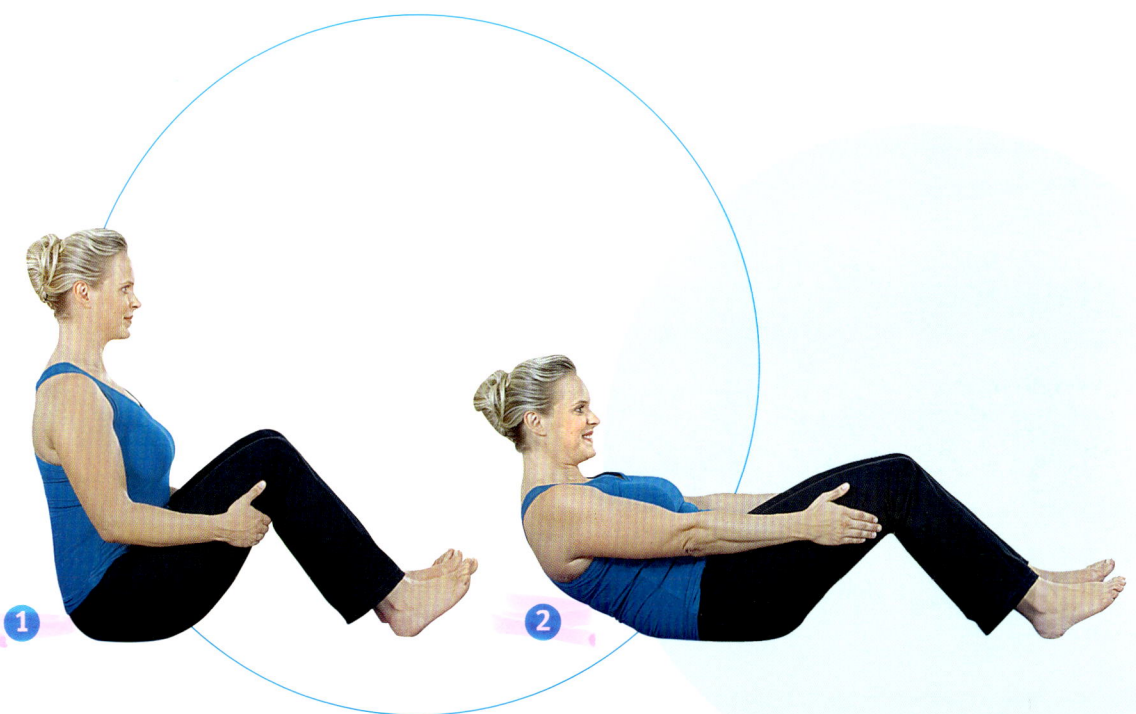

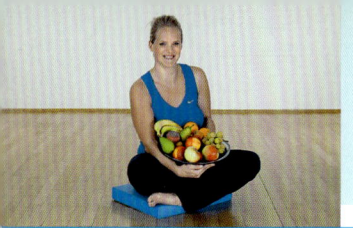

Pendel

Diese Übung garantiert einen straffen Bauch
und eine schlanke Taille. Sie kräftigt vor allem
die seitliche Rumpfmuskulatur, und der Ganzkörpereinsatz lässt die Pfunde schmelzen. Für
höhere Intensität wählen Sie eine instabile
Unterlage oder Zusatzgewichte wie Hanteln
bzw. Wasserflaschen.

So trainieren Sie

1 Stellen Sie sich aufrecht und hüftbreit hin.
Verlagern Sie Ihr Gewicht dann auf das rechte
Bein und heben Sie das linke Bein lang ausgestreckt zur Seite an. Der linke Fuß befindet
sich hier auf einer Höhe mit dem rechten Knie.

So wird's optimal

- Weichen Sie mit Ihrem Oberkörper weder
  nach vorn oder hinten noch nach rechts
  oder links aus.
- Konzentrieren Sie sich auf einen stabilen
  Rumpf, den Sie durch eine aktive Bauch-
  muskulatur erreichen. Dadurch wird es
  Ihnen auch leichter fallen, Ihr Gleichge-
  wicht zu halten.
- Ziehen Sie Ihre Schulterblätter in Richtung
  Gesäß.
- Bleiben Sie in Nacken und Kiefer ent-
  spannt.
- Lassen Sie das Standbein leicht gebeugt.

Das Standbein bleibt leicht gebeugt. Halten
Sie das Becken stabil, das Steißbein zieht zu
den Kniekehlen.
* Legen Sie die linke Hand an den Hinterkopf.
Der Ellenbogen zeigt nach außen.
* Neigen Sie nun den Oberkörper zur rechten
Seite, bis sich die rechte Hand auf Höhe der
rechten Kniekehle befindet. Die Fingerspitzen
ziehen nach unten zum Boden.

2 Aktivieren Sie Ihre seitliche Rumpfmuskula-
tur und führen Sie den Oberkörper zurück in
die aufrechte Stellung. Das seitlich angeho-
bene Bein behält seine Position bei. Neigen
Sie den Oberkörper dann wieder zur rechten
Seite.
* Wiederholen Sie dies 10-mal und wechseln
Sie anschließend die Seite.

* Führen Sie je Seite 3 Durchgänge aus.

Atmen Sie aus, wenn Sie den Oberkörper aufrichten, und atmen Sie ein, wenn Sie den Oberkörper zur Seite neigen.
Sie können spüren, wie Ihre seitliche Rumpfmuskulatur arbeitet. Ziehen Sie Ihren Bauchnabel zur Wirbelsäule, um auch die quere
Bauchmuskulatur intensiv zu trainieren.

Einfache Variation

Führen Sie die Übung wie oben beschrieben
aus, legen Sie jedoch die Hand statt an den
Hinterkopf entspannt auf Ihr Brustbein. Der
Ellenbogen zeigt diagonal zur Seite. Achten
Sie darauf, dass Ihre Schultern nicht nach
vorne hängen und Sie im oberen Rücken rund

werden. Ziehen Sie bewusst beide Schulterblätter nach hinten unten in Richtung Gesäß.
Erleichtern Sie die Übung, indem Sie das zur
Seite angehobene Bein auf einem kleinen Hocker abstellen. So bleiben Sie im Gleichgewicht
und können sich ganz auf die Aktivierung Ihrer
seitlichen Rumpfmuskulatur konzentrieren.

Schwierige Variation

Erhöhen Sie die Intensität der Übung, indem
Sie sich auf eine instabile Unterlage stellen,
wie eine zusammengerollte Decke, Gymnastikmatte oder ein AIREX® Balance Pad. Zudem
können Sie eine 1- bis 1,5-kg-Hantel oder eine
1- bis 1,5-l-Wasserflasche in der Hand des nach
unten ausgestreckten Armes halten. Legen Sie
die freie Hand jeweils, wie in der Übung beschrieben, an den Hinterkopf. Dieses Zusatz-
gewicht gilt es entgegen der Erdanziehungs-
kraft mit dem Oberkörper in die aufrechte
Position zu bringen. Das sollte allein Ihre
Bauchmuskulatur bewältigen – arbeiten Sie
ohne Schwung.

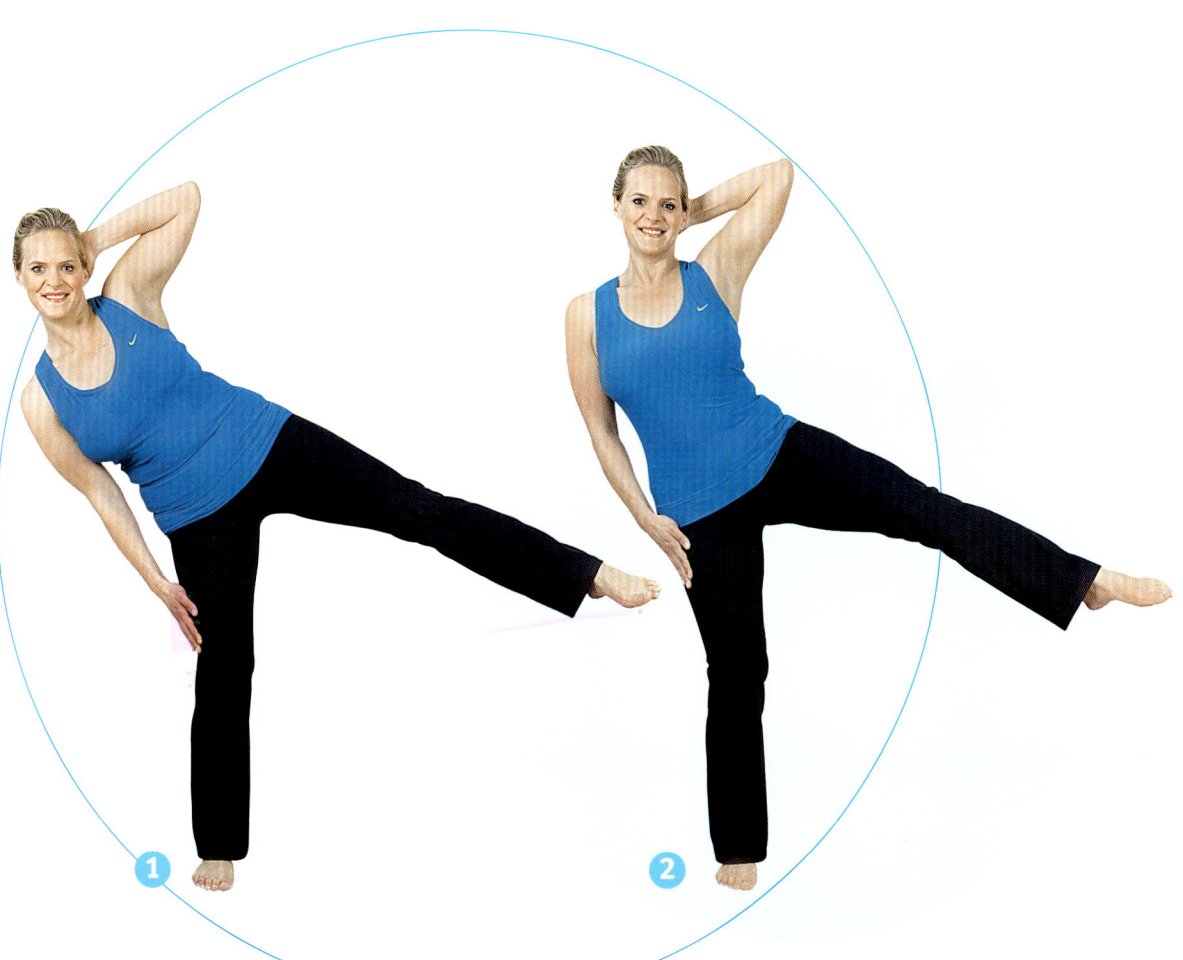

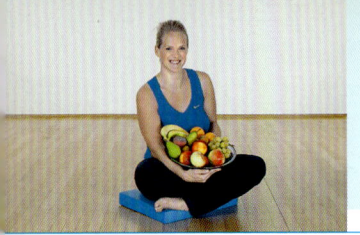

Schlanke Taille

Mit dieser Übung wird – wie der Name bereits verrät – Ihre Taille schlanker und straffer. Die Bewegungsausführung fühlt sich anfangs vielleicht etwas ungewohnt an, doch die Wirkung ist dafür umso effektiver. Sie benötigen weder Turnschuhe noch sonstiges Zubehör. Die »Schlanke Taille« können Sie also jederzeit im Büro, zu Hause oder am Badestrand ausführen.

So trainieren Sie

1 Gehen Sie in die Seitlage und winkeln Sie beide Beine an. Die Fersen befinden sich auf einer Linie mit Gesäß und Schultern.
* Legen Sie den unteren Arm auf Schulterhöhe nach vorn ausgestreckt auf den Boden.

So wird's optimal

- Arbeiten Sie mit der Kraft Ihrer seitlichen Rumpfmuskulatur und ziehen Sie den Bauchnabel zur Wirbelsäule ein. Vermeiden Sie es, den Oberkörper mit Schwung nach oben zu ziehen.
- Kippen Sie in der Seitlage nicht nach hinten oder vorn. Ihre Schultern bleiben in einer Linie übereinander. Stellen Sie sich vor, Sie würden mit dem Rücken an einer Wand lehnen und beim Anheben mit den Schulterblättern an der Wand nach oben gleiten.

Die Handinnenfläche zeigt nach oben zur Decke.
* Legen Sie die Hand des oberen Armes an den Hinterkopf. Der Ellenbogen zeigt nach oben.
* Heben Sie nun mit dem Ausatmen den Oberkörper etwas an. Hierbei entfernt sich Ihre untere Schulter wenige Zentimeter vom Boden. Senken Sie mit dem Einatmen Ihren Oberkörper langsam wieder ab, behalten Sie aber die Anspannung Ihrer Bauchmuskulatur bei.
* Falls Ihnen die Übung anfangs schwerfällt, können Sie diese etwas erleichtern, indem Sie Ihren oberen Arm auf der Taille ablegen.

* Führen Sie insgesamt 3 Sätze mit jeweils 10 Wiederholungen pro Seite aus. Gönnen Sie sich zwischen den Sätzen eine kleine Verschnaufpause von 10 bis 20 Sekunden. Am besten erholen Sie sich in der Rückenlage.

Schwierige Variation

2 Sie können die Übung anspruchsvoller gestalten, indem Sie das obere Knie im 90-Grad-Winkel zum Oberkörper heranziehen. Das untere Bein bleibt auf dem Boden abgelegt. Drücken Sie dieses leicht in den Boden, um sich in der Seitlage besser zu stabilisieren. Pressen Sie nun mit der Hand des unteren Arms gegen den Oberschenkel des oberen Beins und heben Sie gleichzeitig Ihren Oberkörper an. Mit dem Senken des Oberkörpers lösen Sie auch kurz den Druck Ihrer Hand gegen den Oberschenkel. Nach 10 Wiederholungen wechseln Sie die Seite. Legen Sie den Oberkörper dazwischen nie ganz ab.

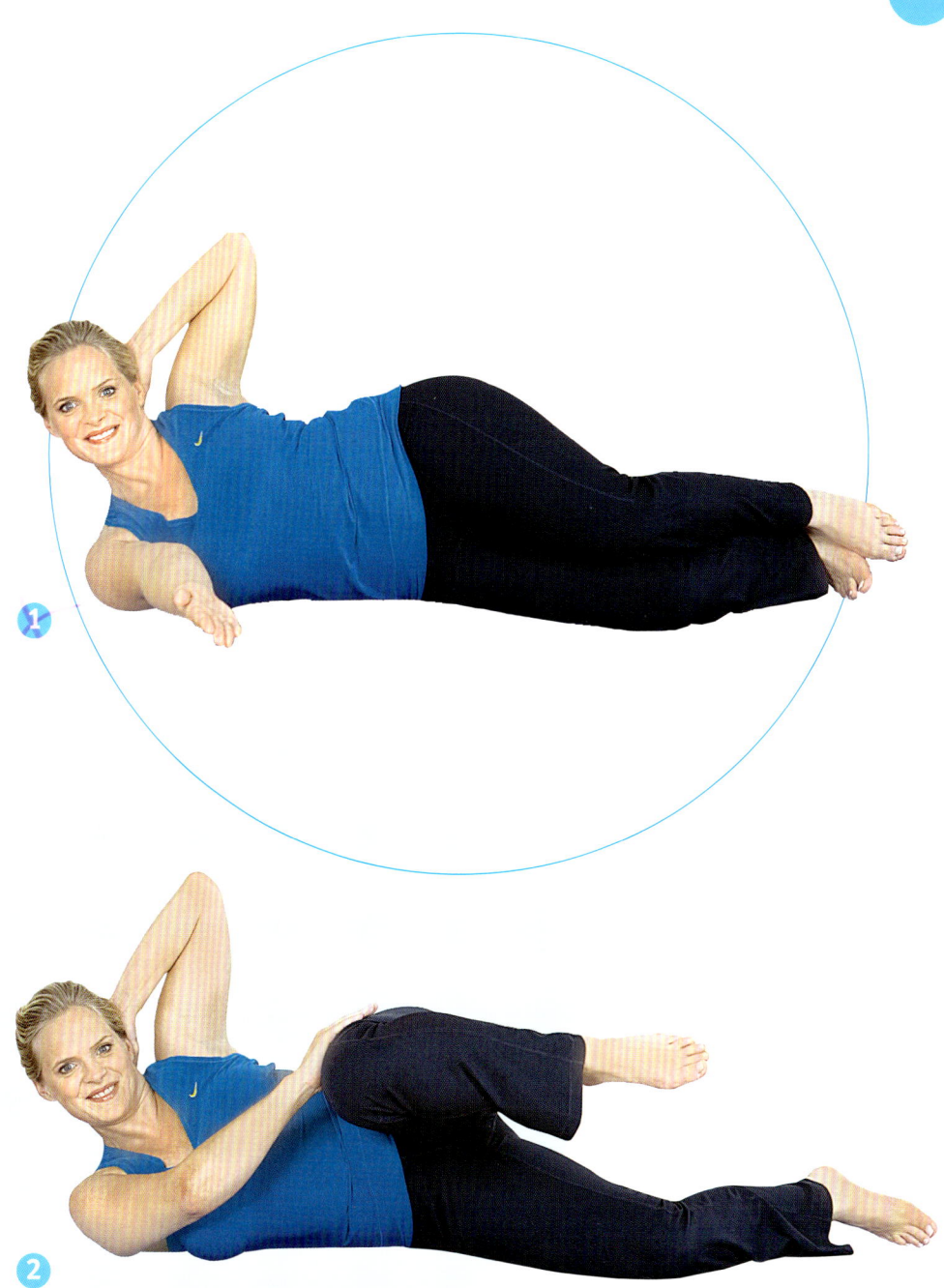

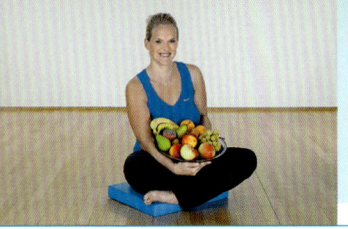

Raffinierter Crunch

Durch den Einsatz der Beine wird hier die schräge Bauchmuskulatur intensiv trainiert. Für eine formschöne Körpermitte kommt man um diese Übung nicht herum.

So trainieren Sie

1 Gehen Sie in die Rückenlage, die Füße sind hüftbreit aufgestellt. Stützen Sie Ihren Kopf, indem Sie Ihre Fingerkuppen hinter den Ohren anlegen, während die Ellenbogen nach rechts und links zur Seite zeigen.

So wird's optimal

- Achten Sie auf Ihre Halswirbelsäule: kein Überstrecken oder Reißen am Kopf! Halten Sie bei der Übung einen faustgroßen Abstand zwischen Kinn und Brustbein.
- Falls es Ihnen Probleme bereitet, Ihre Hände während der Übung hinter den Ohren zu halten, verwenden Sie ein Handtuch als Stütze. Falten Sie hierzu ein Handtuch einmal in der Breite zusammen und legen Sie es unter Ihren Kopf. Nun können Sie mit beiden Händen rechts und links nach dem Handtuch greifen und dieses leicht anheben, bis Ihr Kopf davon getragen wird. Ihre Arme bilden hier eine U-Form mit einem Winkel zwischen Ober- und Unterarm von mindestens 90 Grad.

* Heben Sie nun die Beine mit gebeugten Knien an. Die Knie befinden sich senkrecht über der Hüfte und die Unterschenkel parallel zum Boden.

* Strecken Sie das rechte Bein lang nach oben aus.

2 Rollen Sie mit dem Ausatmen den Oberkörper einige Zentimeter nach vorn und oben, bis nur noch die Schulterblattspitzen aufliegen. Ihr Blick geht während der Bewegung diagonal zur Decke. Gleichzeitig senken Sie das lang nach oben ausgestreckte Bein etwas zur Seite ab. Das angewinkelte Bein behält seine Position bei.

* Senken Sie anschließend im gleichen langsamen Tempo den Oberkörper wieder ab, ohne ihn ganz abzulegen. Bringen Sie das gestreckte Bein zurück in seine Ausgangsposition. Das Becken bleibt während der Übungsausführung stabil.

* Wiederholen Sie dies 10-mal und wechseln Sie anschließend die Beinseite. Erholen Sie sich im Anschluss kurz, indem Sie Oberkörper und Beine auf den Boden absenken.

* Führen Sie dann zwei weitere Durchgänge der Übung aus.

Einfache Variation

Lassen Sie während der Übungsausführung jeweils ein Bein aufgestellt und heben Sie nur das andere Bein angewinkelt an. Das Knie des angehobenen Beines befindet sich senkrecht über der Hüfte, der Unterschenkel ist dabei parallel zum Boden.

* Führen Sie dieses Bein nun angewinkelt zur Seite, wenn Sie mit dem Oberkörper nach oben rollen, und führen Sie das Bein anschließend wieder zurück in seine Ausgangsposition, wenn Sie den Oberkörper absenken. 10-mal wiederholen, dann Bein wechseln.

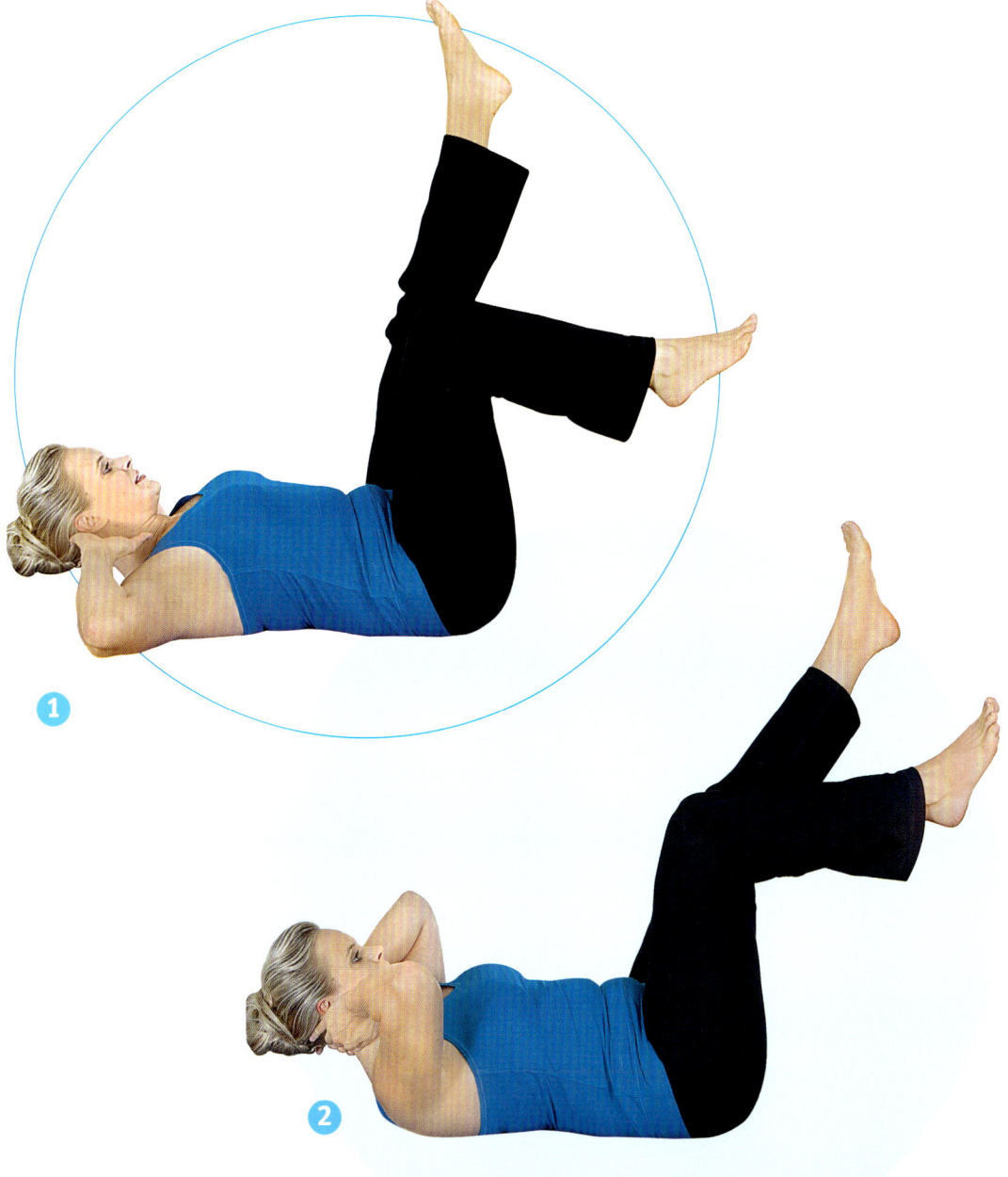

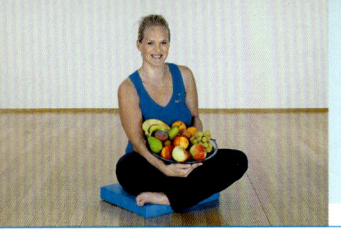

Unterarmstütz

Diese Übung trainiert die gesamte Bauchmuskulatur. Als positiver Nebeneffekt wird Ihre Rückenmuskulatur gekräftigt, was auch der Taille zugutekommt. Rundum gestärkt bietet sich dem Speck kein Zufluchtsort mehr.

So trainieren Sie

Legen Sie sich auf den Bauch. Stützen Sie beide Ellenbogen unter den Schultern auf. Die Handflächen zeigen zueinander, Sie können die Hände auch ineinander verklinken. Die Beine sind lang ausgestreckt, die Fußballen aufgestellt. Sammeln Sie nun Ihre ganze Kraft im Bauch und drücken Sie beide Knie fest in den Boden.

So wird's optimal

- Hängen Sie nicht durch! Stützen Sie Ihren Oberkörper aus den Schultern heraus. Ihr Rücken bleibt dabei gerade. Reicht die Stützkraft in den Armen und im Schultergürtel nicht aus, werden die Schulterblätter unwillkürlich nach oben herausgedrückt. Falls Ihnen das am Anfang passiert, führen Sie erst einmal die einfache Variation aus.
- Halten Sie während der Übung nicht die Luft an, sondern atmen Sie gleichmäßig und ruhig weiter. Denn nur eine gut mit Sauerstoff versorgte Muskulatur kann effektiv arbeiten.

❶ Heben Sie Ihren Oberkörper, die Oberschenkel und die Knie vom Boden ab. Ihre Rückseite bildet vom Kreuzbein bis zur Halswirbelsäule eine gerade Linie.

* Ziehen Sie beide Schulterblätter in Richtung Gesäß und den Hinterkopf weg von den Schultern, um den Nacken lang zu halten. Ihr Blick geht in Richtung Boden.
* Atmen Sie gleichmäßig weiter.

❷ Heben Sie das rechte Bein und ziehen Sie das rechte Knie in Richtung des rechten Ellenbogens. Halten Sie die Position 2 Atemzüge.

* Bringen Sie das Bein dann langsam in seine Ausgangsposition zurück und wiederholen Sie das Ganze mit dem linken Bein. Führen Sie je Seite 5 Wiederholungen aus.
* Erholen Sie sich im Anschluss kurz, indem Sie Ihren Oberkörper wieder absenken und die Stirn auf Ihren Händen ablegen. Atmen Sie 10 bis 20 Sekunden tief in Bauch und Rücken hinein, um diese Bereiche zu entspannen.

* Wiederholen Sie die Übung noch je 2-mal.

Einfache Variation

Lassen Sie bei der Übung die Knie auf dem Boden abgestellt. Heben Sie also nur den Oberkörper und die Oberschenkel. Bei Knieproblemen können Sie ein zusammengefaltetes Handtuch unterlegen. Das verringert den Druck auf die Kniescheiben. Halten Sie diese Stützposition 10 Sekunden lang. Atmen Sie währenddessen gleichmäßig weiter. Wenn Sie sich sicherer in der Übungsausführung fühlen, dann nehmen Sie auch hier die Beinbewegung dazu.

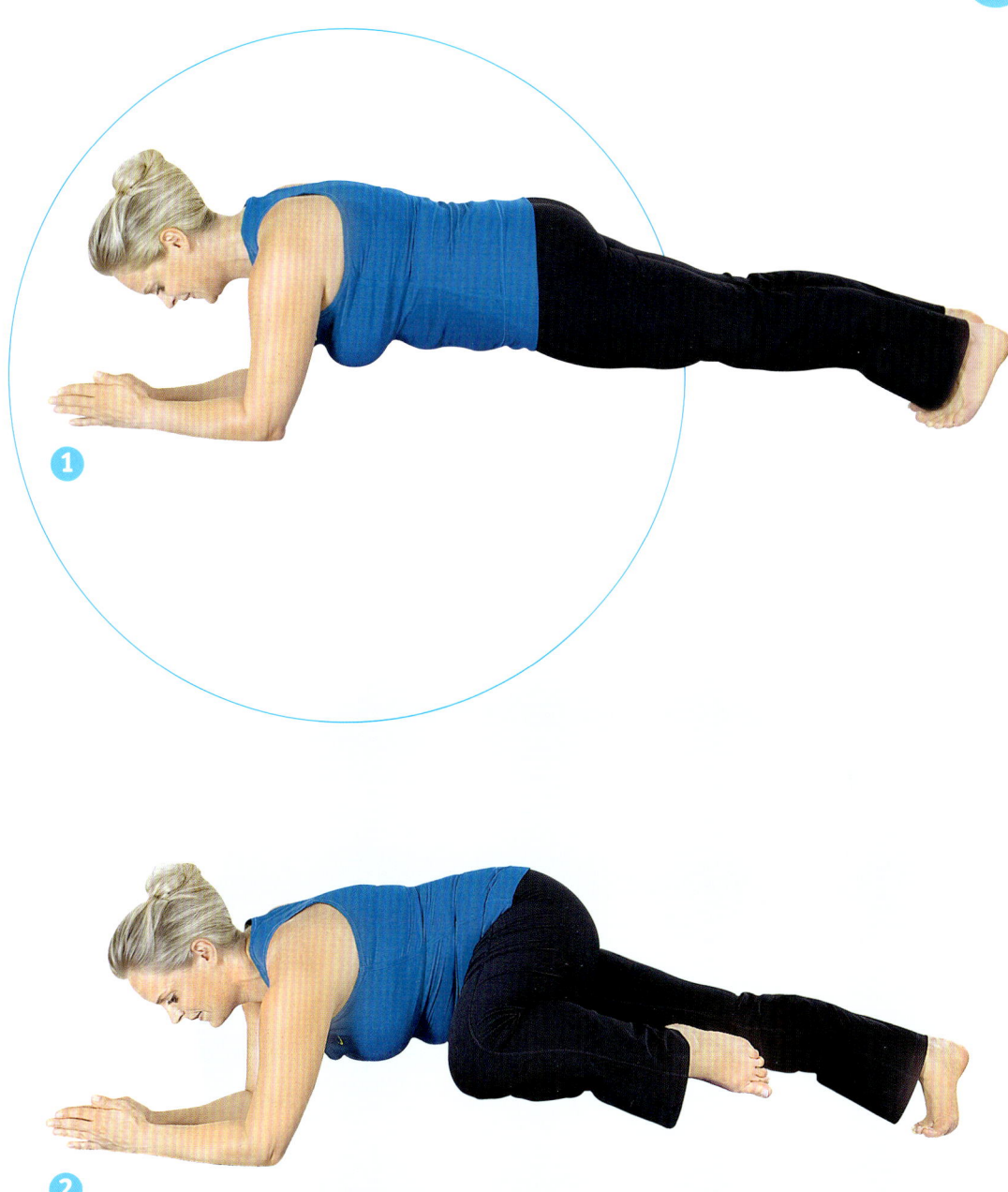

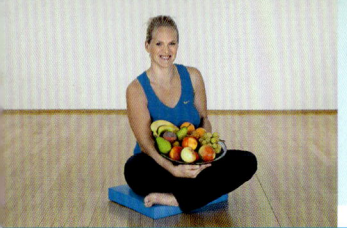

Winkel

Der »Winkel« trainiert Ihre Bauchmuskulatur von innen heraus. Sie bewegen sich kaum, spüren aber dennoch den intensiven Kraftaufwand Ihrer tief liegenden Bauchmuskulatur. Je intensiver Sie trainieren, desto schneller werden Sie ein Ergebnis sehen: Der Bauch wird flacher, die Taille schlanker.
Sie können diese Übung sogar morgens oder abends im Bett ausführen. Wenn Sie dabei Ihre Bettdecke mit den Beinen stützen, wird die Übung intensiver.

So wird's optimal

- Ihr Rücken sollte während der Übung – auch bei der schwierigen Variation – lang bleiben, die Lendenwirbelsäule schiebt sich sanft auf den Boden. Diese Haltearbeit kommt allein aus Ihrer Bauchmuskulatur. Falls Sie hierbei anfangs Probleme haben, halten Sie die Position nur etwa 5 bis 10 Sekunden.
- Ziehen Sie beide Schulterblätter in Richtung Gesäß und den Bauchnabel zur Wirbelsäule.
- Falls Sie Ihre Beine nicht lang ausstrecken können, sind Ihre Beinrückseiten »verkürzt«. Lassen Sie die Knie dann anfangs leicht gebeugt. Nutzen Sie diese Übung, um Ihre Beinrückseiten nach und nach dehnfähiger und geschmeidiger werden zu lassen.

So trainieren Sie

❶ Gehen Sie in die Rückenlage und heben Sie ein Bein nach dem anderen lang gestreckt nach oben an. Die Oberschenkel befinden sich nun im 90-Grad-Winkel zum Oberkörper und die Knie schweben senkrecht über dem Becken. Legen Sie beide Arme bequem rechts und links neben dem Oberkörper ab und drehen Sie die Handinnenflächen zur Decke.

❋ Ziehen Sie das Kinn zur Halswirbelsäule. Achten Sie auf einen langen Rücken. Drücken Sie Ihre Lendenwirbelsäule sanft auf den Boden, indem Sie Ihr Becken leicht nach hinten kippen. Die Beckenbodenmuskulatur hilft Ihnen dabei.

❋ Ziehen Sie den Bauchnabel zur Wirbelsäule ein, damit der Bauch während der Übung schön flach bleibt.

❋ Halten Sie diese Position etwa 60 Sekunden, je nachdem wie stark Ihre Bauchmuskulatur ist. Atmen Sie ruhig und gleichmäßig weiter.

❋ Beugen Sie anschließend die Beine und ziehen Sie sie zum Oberkörper. Schlingen Sie die Arme um die angewinkelten Beine. Schaukeln Sie zur Lockerung Ihres Rückens nach links und rechts zur Seite.

❋ Wiederholen Sie die Übung noch weitere 2 Male.

Üben Sie mit Hilfsmitteln: Klemmen Sie zwischen Ihre Unterschenkel einen Softball, Luftballon oder ein kleines Kissen und drücken Sie während der Übungsausführung kräftig mit den Beininnenseiten dagegen. Das erhöht die Intensität und kräftigt zudem Ihre Beininnenseiten.

Einfache Variation

Wenn Sie anfangs Probleme haben, beide Beine in der senkrechten Position ganz ausgestreckt zu halten, lehnen Sie beide Beine lang gestreckt gegen eine Wand. Das Gesäß sollte hierbei so weit von der Wand entfernt sein, dass sich die Knie nicht unmittelbar senkrecht über der Hüfte befinden. Lösen Sie jeweils ein Bein und halten Sie dieses senkrecht über der Hüfte, je nach Kraft bis zu 60 Sekunden. Wiederholen Sie dies anschließend mit dem anderen Bein.

Schwierige Variation

❷ Intensivieren Sie die Übung, indem Sie beide Beine aus der rechtwinkligen Position zum Oberkörper lang gestreckt nach unten absenken. Wie weit Sie die Beine absenken, bleibt Ihnen überlassen. Aber: Die Auflagefläche Ihres Rückens darf sich in keiner Winkelposition der Beine verändern. Die Lendenwirbelsäule sollte immer leicht auf dem Boden spürbar sein.

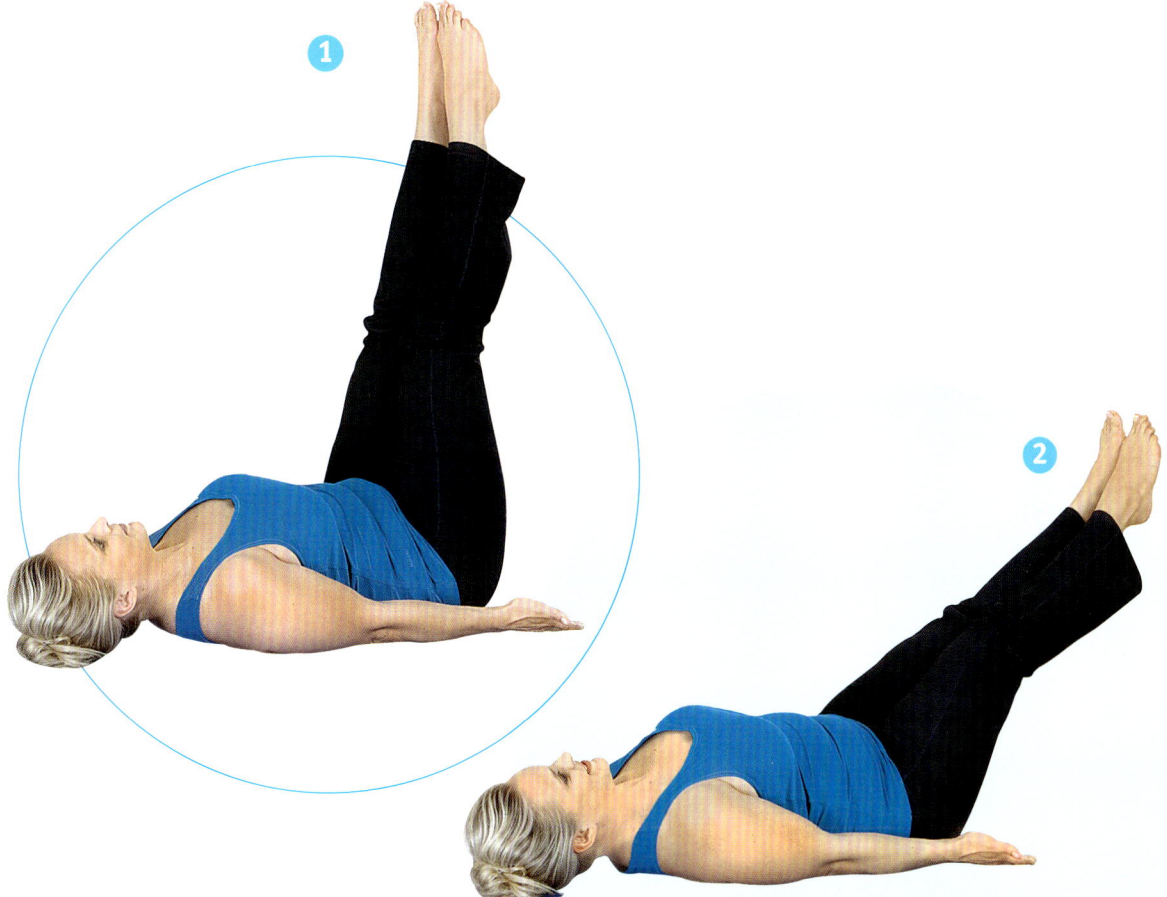

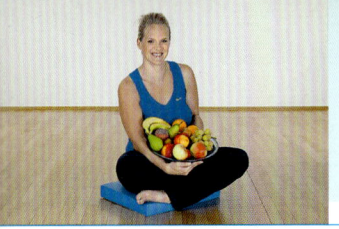

Tiefenkraft

Jetzt werden Sie wach gerüttelt: Kondition, Koordination und die Kraft der tiefen Bauchmuskulatur werden hier trainiert. Sie benötigen für diese Übung keine Hilfsmittel und können sie überall und jederzeit ausführen. Schütteln Sie den Speck einfach weg und spüren Sie den Energiekick!

So trainieren Sie

Stellen Sie sich aufrecht und hüftbreit hin. Legen Sie Ihre Handflächen vor dem Brustbein aneinander. Die Ellenbogen zeigen jeweils nach außen. Ziehen Sie beide Schulterblätter in Richtung Gesäß und den Bauchnabel zur Wirbelsäule.

So wird's optimal

- Durch diese explosiven Bewegungen entsteht eine kleine Stresssituation. Ihr Körper sucht sich eine Ausweichhaltung, um den Stress zu verringern. Beobachten Sie daher Ihre Körperhaltung aufmerksam und behalten Sie die aufrechte Position bei.
- Vermeiden Sie es, Ihre Schultern nach oben zu ziehen.
- Ihr Oberkörper soll weder nach vorn noch zur Seite ausweichen.
- Mit einer korrekten Übungsausführung trainieren Sie effizienter und vor allem auch schonender.

① Spannen Sie Ihre Bauchmuskulatur ganz fest an und führen Sie nun beide Arme blitzschnell abwechselnd wenige Zentimeter zur linken und rechten Seite. Die Unterarme und Hände bleiben währenddessen auf Brusthöhe.

* Stellen Sie sich vor, Sie würden einen Shaker zwischen Ihren Händen halten, den Sie ganz schnell nach rechts und links schütteln, um den Inhalt gut durchzumixen.

* Führen Sie diese kleinen Bewegungen so schnell wie möglich aus. Versuchen Sie dabei Ihren Rumpf und das Becken stabil zu halten. Für diese Stabilisation ist vor allem Ihre Bauchmuskulatur verantwortlich.

* Atmen Sie während der schnellen Bewegung ruhig und gleichmäßig weiter. Sie werden spüren, wie Ihre Atmung tiefer wird.

* Beginnen Sie mit einer »Schüttelphase« von 10 Sekunden und versuchen Sie, sich nach und nach bis auf 60 Sekunden zu steigern.

* Führen Sie die Übung 3- bis 4-mal aus.

Einfache Variation

Sie können die Übung auch auf einem Stuhl oder Hocker aufrecht sitzend ausführen. Setzen Sie sich hierzu auf die vordere Kante. Sie spüren beide Sitzbeinhöcker gleichermaßen auf der Sitzfläche.

Achten Sie beim Sitzen darauf, dass Ihre Fersen etwas vor den Knien aufgestellt sind, um einen spitzen Winkel und damit eine unnötige Belastung in den Kniegelenken zu vermeiden. Behalten Sie die aufrechte Körperhaltung während der Übung bei und halten Sie Rumpf und Becken stabil.

Schwierige Variation

Sie können die Intensität der Übung »Tiefen-kraft« noch um einiges erhöhen, indem Sie etwas mehr Instabilität ins Spiel bringen. Da-durch müssen die tiefen Schichten Ihrer Mus-kulatur mehr arbeiten und Sie verbrennen mehr Energie – was wiederum dem Bauch zu-gutekommt!

2 Heben Sie während der Übungsausführung ein Bein zur Seite an und halten Sie es in die-ser Position. Ihr Becken bleibt stabil, indem Sie das Steißbein in Richtung Kniekehlen ziehen. Halten Sie auch hier eine »Schüttelphase« von bis zu 60 Sekunden durch und wechseln Sie anschließend die Beinseite. Wiederholen Sie die Übung insgesamt 3- bis 4-mal je Seite.

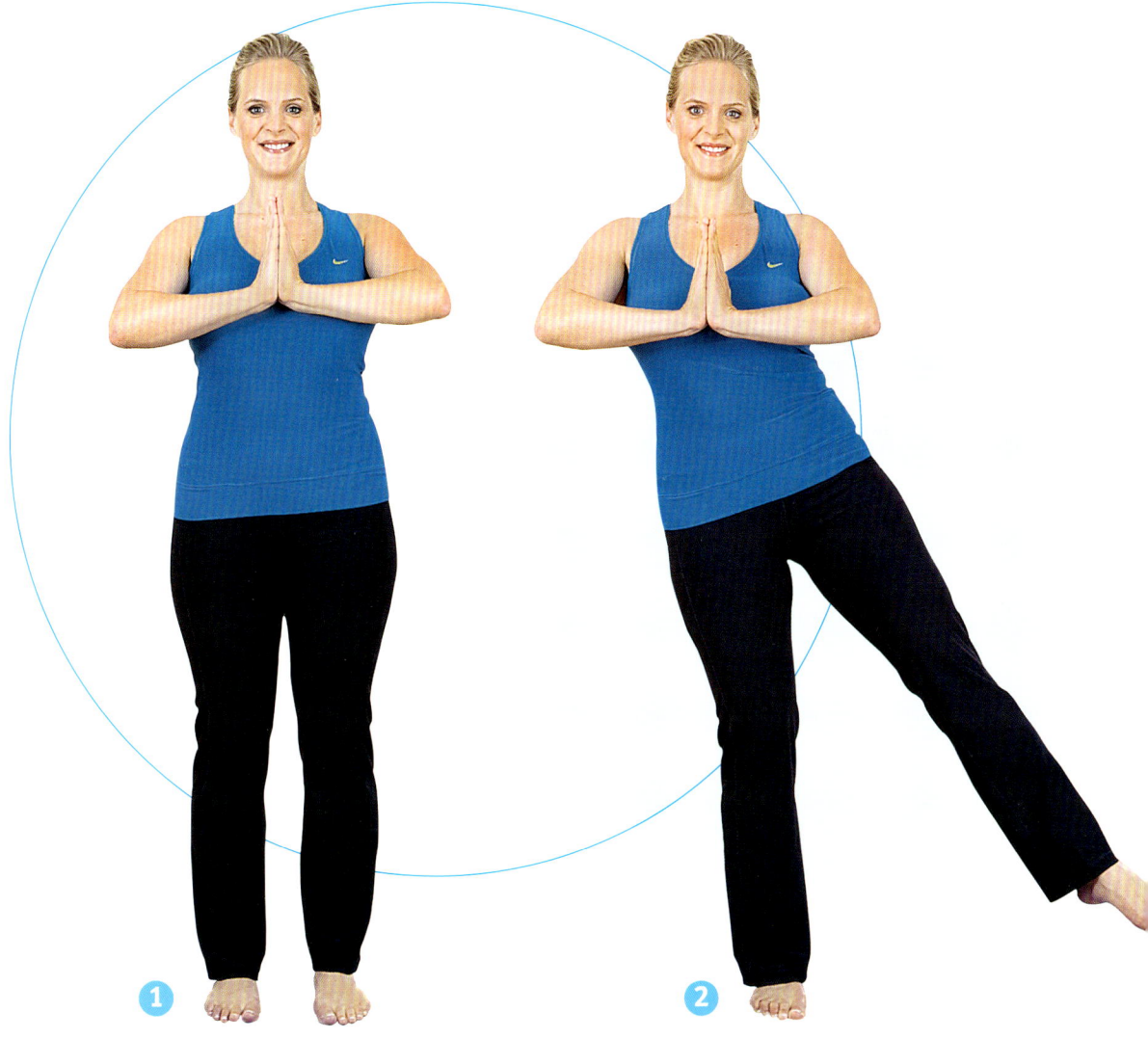

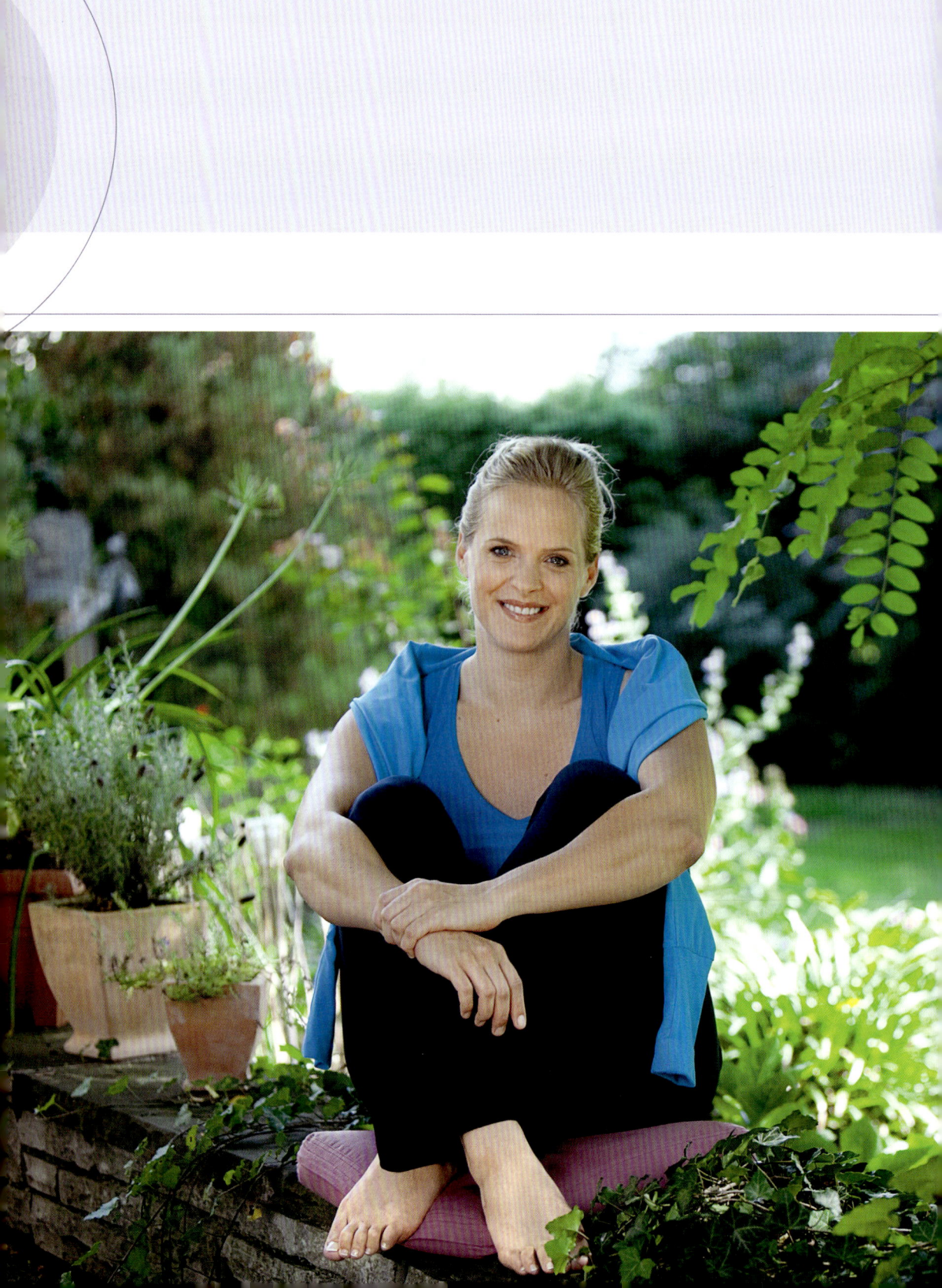

Das macht schlanke Beine ...

... und eine straffe Haut

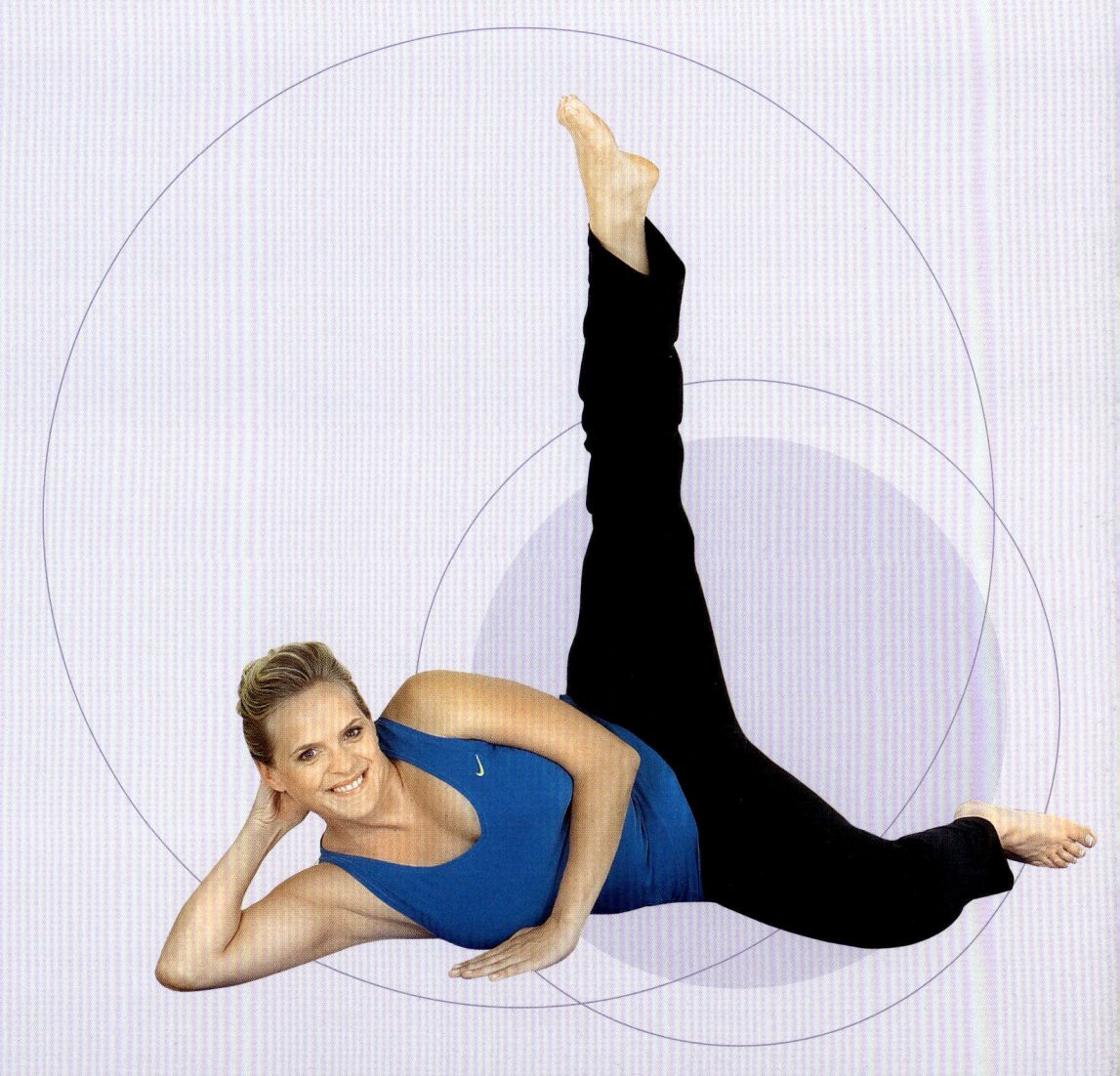

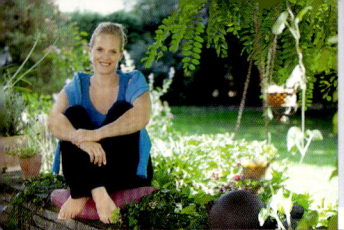

Die ultimativen Übungen für die Beine

Sagen Sie Orangenhaut, Reiterhosen und zu engen Jeans den Kampf an! Dabei hilft Ihnen eine gut trainierte Beinmuskulatur, denn die macht schlanke und wohlgeformte Beine. Unsere Beine bestehen aus mehreren Hauptmuskelgruppen: Die Abduktoren befinden sich an den Oberschenkelaußenseiten: Sie unterstützen uns dabei, das Bein zur Seite anzuheben. Die Adduktoren an den Oberschenkelinnenseiten können das Bein zur Körpermitte ziehen. Die Beugemuskulatur befindet sich an den Oberschenkelrückseiten und ist für die Streckung im Hüftgelenk und für die Beugung des Beines im Kniegelenk zuständig. Die Streckmuskulatur an den Oberschenkelvorderseiten hat die Aufgabe, das Knie aus einer gebeugten Stellung heraus zu strecken. Mit einer trainierten Beinmuskulatur »tragen« Sie sich leichter durch den Alltag und verbrennen außerdem mehr Energie.

So wird's optimal

- Wenn Sie Probleme mit dem unteren Rücken haben, positionieren Sie beide Hände unter dem Gesäß. Legen Sie hierzu die Zeigefinger und Daumen aneinander und legen Sie Kreuz- sowie Steißbein in die dadurch entstandene Rautenform.
- Alternativ können Sie auch eine Gymnastikmatte oder Decke zusammenrollen und Kreuz- bzw. Steißbein damit unterpolstern.

Frosch

Mit dieser Übung bekommen Sie keine Froschschenkel, sondern straffe Beininnenseiten. Lesen Sie sich die Beschreibung aufmerksam durch, damit Sie korrekt trainieren und die Übung auch tatsächlich in den Beininnenseiten spüren. Sie können die Übung auch bequem während Ihres Fernsehabends ausführen – jede Werbepause bietet sich an.

So trainieren Sie

1 Gehen Sie in die Rückenlage und heben Sie ein Bein nach dem anderen lang gestreckt nach oben an. Die Oberschenkel befinden sich nun im 90-Grad-Winkel zum Oberkörper und die Knie schweben senkrecht über dem Becken. Legen Sie beide Arme bequem rechts und links neben dem Oberkörper ab oder legen Sie die Hände am Hinterkopf an und öffnen Sie die Arme zur Seite, sodass beide Ellenbogen nach außen zeigen.

* Pressen Sie die Fersen aneinander und drehen Sie die Beine aus der Hüfte heraus leicht nach außen, sodass sich die Beininnenseiten berühren. Ihre Fußsohlen zeigen parallel zur Decke, die Fußzehen jeweils nach rechts und links außen: Die Füße bilden ein kleines »V«.

* Ziehen Sie das Kinn Richtung Halswirbelsäule und achten Sie auf einen langen Rücken. Ziehen Sie den Bauchnabel zur Wirbelsäule und drücken Sie Ihre Lendenwirbelsäule sanft gegen den Untergrund.

❷ Beugen Sie nun beide Beine gleichzeitig in Richtung Oberkörper, während Sie die Knie zu den Achselhöhlen ziehen. Ihre Fußsohlen zeigen auch hier weiterhin parallel zur Decke. Die Füße bilden immer noch das kleine »V«. Stellen Sie sich vor, ein voll beladenes Tablett auf den Fußsohlen zu balancieren.

* Strecken Sie anschließend die Beine wieder lang aus und gehen Sie zurück in die Ausgangsposition. Achten Sie darauf, dass Sie die Beininnenseiten schließen und die Füße weiterhin in der »V«-Position halten.

* Wiederholen Sie das Ganze 10- bis 20-mal und machen Sie anschließend eine kleine Pause. Ziehen Sie hierzu beide Beine geschlossen zum Oberkörper und umgreifen Sie Ihre Beine mit den Armen. Schaukeln Sie zur Lockerung Ihres Rückens zu den Seiten nach links und rechts.

* Wiederholen Sie die Übung noch 2-mal.

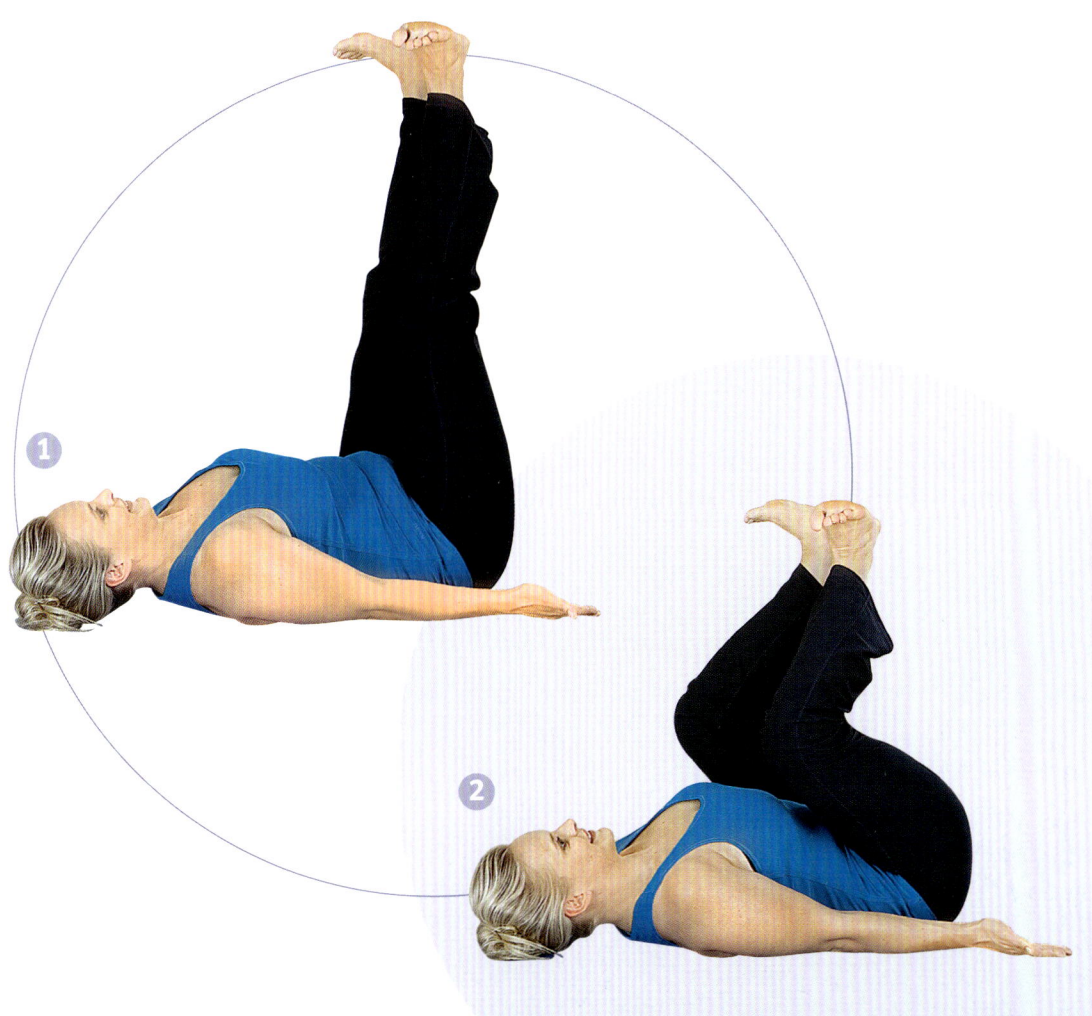

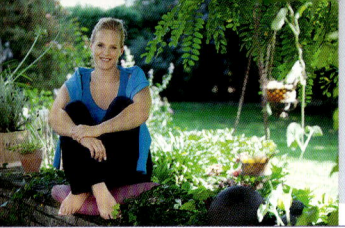

Reiterhosen-Killer

Mit dieser Übung können Sie unschönen »Reiterhosen« schon bald Adieu sagen. Sie wirkt so intensiv, wie sie sich anfühlt.

So trainieren Sie

1 Gehen Sie in die Seitlage und winkeln Sie beide Beine leicht an. Füße, Gesäß und Schultern bilden eine Linie, die Beine liegen übereinander. Legen Sie den Kopf in die untere Hand. Stützen Sie sich mit dem oben liegenden Arm vor dem Oberkörper ab und heben Sie das obere Bein. Heben und senken Sie dieses zum Warmwerden 8-mal und halten Sie es dann in der angehobenen Position.

2 Drehen Sie das Bein nach innen. Die Zehen zeigen jetzt Richtung Boden, die Ferse wird Richtung Decke gehalten.

3 Drehen Sie das Bein nach außen. Die Zehen zeigen jetzt zur Decke und die Ferse zum Boden. Senken Sie das Bein gleichzeitig etwas tiefer.

4 Wiederholen Sie diesen Bewegungsablauf, während das Bein sich langsam dem unteren Bein nähert, bis es sich schließlich parallel zum Boden befindet.

* Drehen Sie das Bein weitere 4-mal ein und aus und heben Sie es gleichzeitig wieder genauso langsam an. Nach dem vierten Ein- und Ausdrehen befindet sich das Bein in der angehobenen Ausgangsposition.

* Heben und Senken Sie das Bein in Verbindung mit der Drehbewegung 5- bis 10-mal. Das entspricht insgesamt 40 bis 80 Drehbewegungen.

* Legen Sie das Bein anschließend auf dem unteren ab und massieren Sie sanft den Muskel. Wechseln Sie dann die Seite.

* Wiederholen Sie die Übung je Bein insgesamt 3-mal.

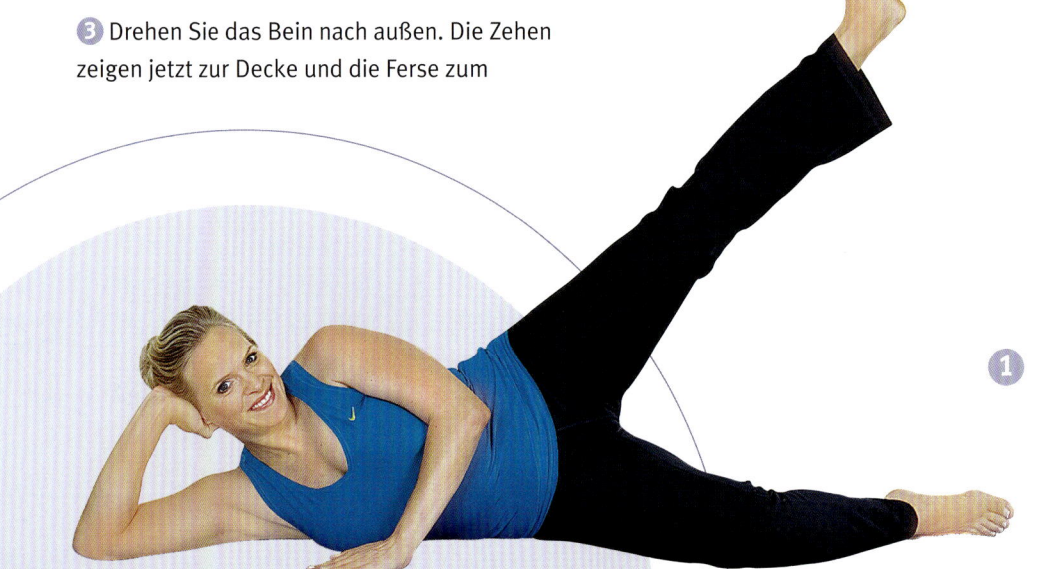

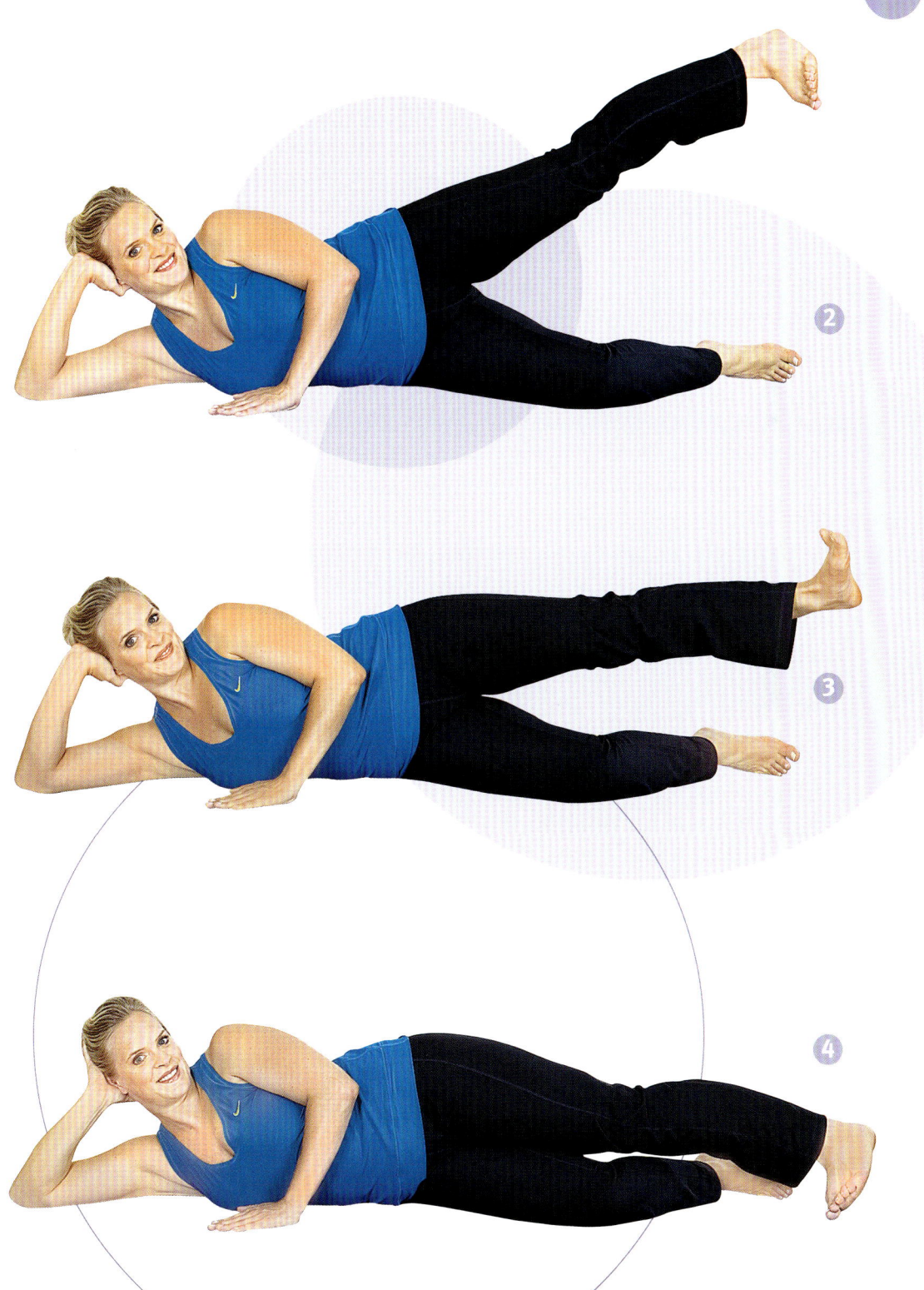

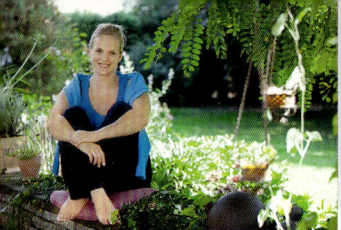

Beinspannung

Untrainierte Oberschenkel machen sich nicht zuletzt an der Beinrückseite bemerkbar. Das Bindegewebe erschlafft, wodurch sich Orangenhaut ausbreiten kann – hier hilft nur ein straffer und geformter Muskel. Mit der »Beinspannung« kommt Ihr ganzes Körpergewicht zum Einsatz. Jetzt heißt es nur noch: durchhalten und tief durchatmen.

Erhöhen Sie zusätzlich zu dieser Übung Ihre Alltagsaktivität, indem Sie z. B. die Treppe anstelle des Aufzugs nehmen.

Mein Rat

Die Rückseiten Ihrer Oberschenkel können Sie auch ganz bequem und unauffällig an Ihrem Arbeitsplatz, als Beifahrer im Auto oder in Flugzeug, Bus und Bahn trainieren. Setzen Sie sich hierzu aufrecht hin und positionieren Sie beide Füße hüftbreit unter den Knien. Der Winkel zwischen Ober- und Unterschenkel sollte mindestens 90 Grad betragen. Bleiben Sie mit dem Oberkörper stabil und schieben Sie nun beide Fersen fest in den Boden und in Richtung Gesäß. Eine Bewegung wird hier nicht sichtbar. Halten Sie diese Spannung 10 bis 30 Sekunden und lockern Sie im Anschluss die Beine. Konzentrieren Sie sich auf Ihre Oberschenkelrückseiten, um die Übung allein mit dieser Muskelgruppe auszuführen und nicht mit den Kniekehlen. Wiederholen Sie das Ganze am besten mehrmals täglich zwischendurch.

So trainieren Sie

1 Nehmen Sie die Rückenlage ein und stellen Sie die Füße hüftbreit auf. Die Fersen befinden sich vor den Knien, sodass sich zwischen Ober- und Unterschenkel mindestens ein 90-Grad-Winkel bildet. Legen Sie Ihre Arme bequem rechts und links neben dem Oberkörper ab und drehen Sie die Handinnenflächen zur Decke. Kippen Sie Ihr Becken nach hinten, wodurch sich die Lendenwirbelsäule sanft gegen den Boden drückt.

2 Lösen Sie nun langsam Ihr Becken vom Boden und rollen Sie Wirbel für Wirbel hoch in den Schulterstand. Knie, Becken und Schultern bilden eine Linie.

* Belasten Sie nicht die Halswirbelsäule. Ihr Körpergewicht wird von den Schultern getragen. Halten Sie Ihre Halswirbelsäule gerade und den Kopf in Verlängerung zur Wirbelsäule. Beide Ohrläppchen haben den gleichen Abstand zu beiden Schultern.

3 Spannen Sie Gesäß- und Beckenbodenmuskulatur an und laufen Sie nun mit den Fersen weg von Ihrem Gesäß so weit wie möglich nach vorn, bis Ihre Knie nur noch leicht gebeugt sind.

* Halten Sie diese Position bis zu 30 Sekunden. Atmen Sie ruhig und gleichmäßig weiter.

* Achten Sie darauf, dass Sie nicht mit dem Becken absinken.

* Sie sollten die Anspannung in der Muskulatur Ihrer Oberschenkelrückseiten spüren. Versuchen Sie die Gesäßmuskeln locker zu lassen, um die Oberschenkelrückseiten intensiver zu trainieren.

* Rollen Sie anschließend den Oberkörper langsam Wirbel für Wirbel wieder zurück auf den Boden.

* Wiederholen Sie diese Übung insgesamt 3- bis 5-mal. Danach ausstrecken und noch ein wenig entspannen.

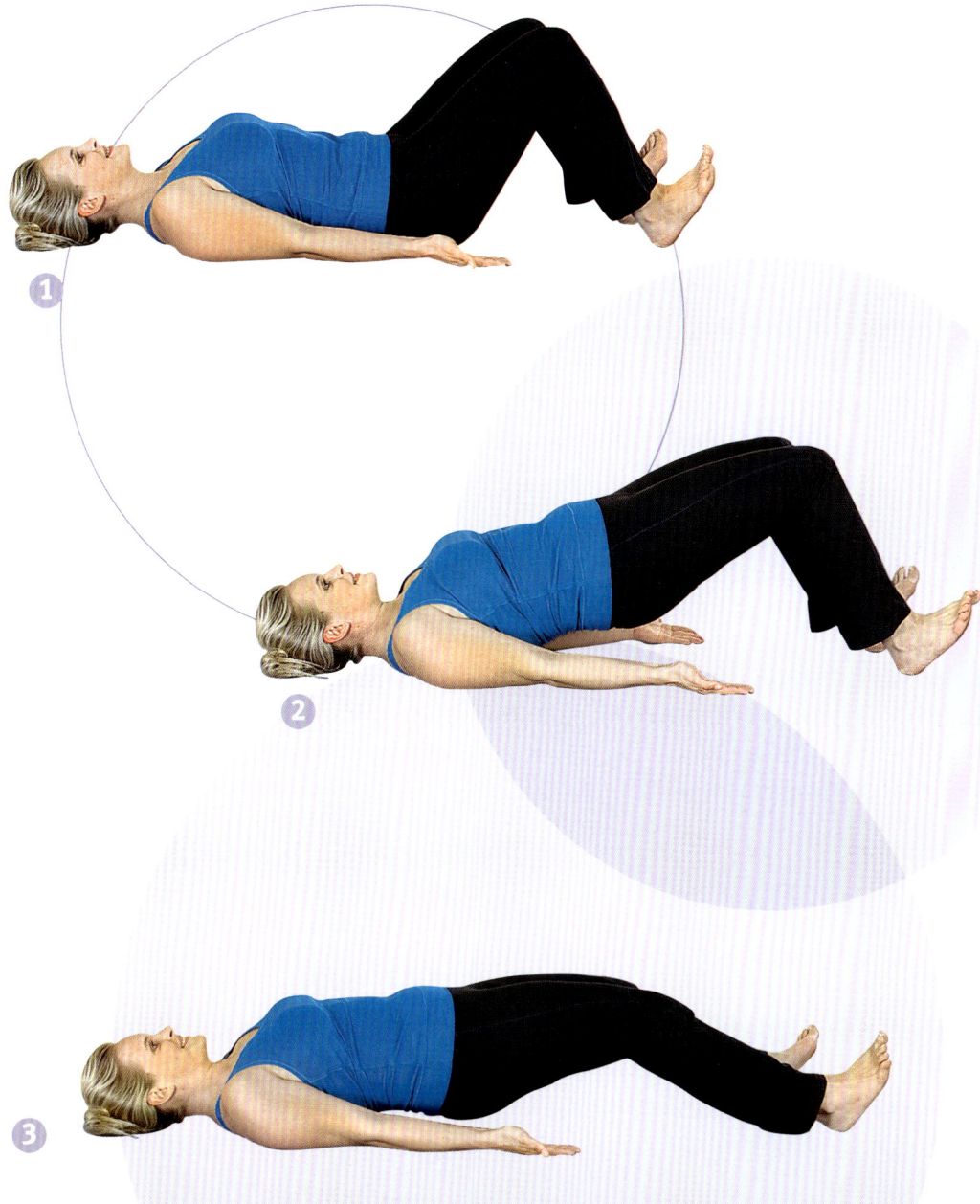

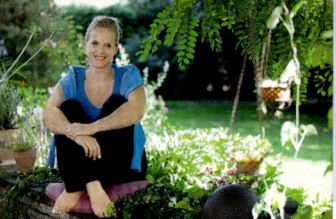

Ausfallschritt

Mit dem »Ausfallschritt« trainieren Sie die Oberschenkelvorder- und -rückseiten. Ist Ihnen diese Übung zu anstrengend? Voraussichtlich wird sich das legen, sobald Sie den Bewegungsablauf verinnerlicht haben und Ihre Beinmuskulatur stärker ist. Da hilft nur eines: Üben! Als Belohnung winken straffe Oberschenkel.

So wird's optimal

- Auf weichem Untergrund (Teppich, Gras) benötigen Sie keine Sportschuhe. Bei empfindlichen Fußgelenken empfiehlt sich festes Schuhwerk.
- Das Knie Ihres vorderen Beines bleibt im Ausfallschritt über Ihrem vorderen Fuß. Wenn Sie das Knie über Ihre Zehen hinaus schieben, belasten Sie dadurch unnötig das Kniegelenk.
- Kippen Sie nicht mit Ihrem Oberkörper nach vorn oder zur Seite und drehen Sie Ihre Hüfte nicht mit. Achten Sie auf eine ausreichende Muskelspannung in Gesäß, Bauch und Rücken, um Ihren Körper stabil zu halten.
- Halten Sie nicht die Luft an! Atmen Sie beim Tiefgehen aus und beim Aufrichten ein. Führen Sie die Übung in Ihrem eigenen Atemtempo durch. Atmen Sie, wenn möglich, durch die Nase ein und durch den Mund aus. Spüren Sie, wie die tiefe Atmung Ihr Training unterstützt.

So trainieren Sie

Stellen Sie sich aufrecht hin, Ihre Füße stehen hüftbreit. Stützen Sie die Hände in der Taille ab und ziehen Sie die Schulterblätter in Richtung Gesäß. Behalten Sie während der gesamten Übung einen gerade aufgerichteten Rücken bei.

1 Verlagern Sie Ihr Gewicht auf das rechte Bein. Gleichzeitig machen Sie mit dem linken Bein einen großen Schritt nach vorn. Beugen Sie beide Knie, bis das hintere nur noch wenige Zentimeter vom Boden entfernt ist. Zehen und Knie zeigen in eine Richtung.

* Das vordere Knie befindet sich über Ihrer Ferse: Beide Beine bilden einen 90-Grad-Winkel.

* Behalten Sie die aufrechte Position Ihres Oberkörpers bei, der Kopf bleibt in Verlängerung zur Wirbelsäule.

* Führen Sie mit der Kraft aus Ihrer Körpermitte den linken Fuß wieder zurück neben den rechten, indem Sie sich mit dem vorderen Fuß über die Ferse vom Boden abdrücken.

* Verlagern Sie anschließend das Gewicht auf das linke Bein und führen Sie den Ausfallschritt mit dem rechten Bein nach vorne aus.

* Wiederholen Sie dies im Wechsel, 10- bis 20-mal je Seite. Lockern Sie im Anschluss die Beine aus.

Falls Sie noch mehr Kalorien verbrennen möchten, legen Sie beide Arme hinter den Kopf und platzieren Sie die Fingerspitzen am Hinterkopf. Die Ellenbogen zeigen zu den Seiten. Führen Sie die Übung wie beschrieben aus. Da sich nun beide Arme über Ihrem Körperschwerpunkt befinden, wird auch Ihre Bauch- und Rückenmuskulatur verstärkt gefordert – das erhöht die Intensität und damit den Energieverbrauch.

Ziehen Sie beide Schulterblätter in Richtung Gesäß und den Bauchnabel nach innen zur Wirbelsäule. Bleiben Sie mit dem Oberkörper aufrecht und achten Sie auf eine stabile Körperhaltung!

Schwierige Variation

Noch herausfordernder wird die Übung, wenn Sie sich auf eine instabile Unterlage stellen. Verwenden Sie dafür eine zusammengerollte Gymnastikmatte oder Decke. Der hintere Fuß bleibt jeweils auf der instabilen Unterlage. Durch die zusätzliche Anforderung an Ihren Gleichgewichtssinn wird die Tiefenmuskulatur stärker aktiviert.

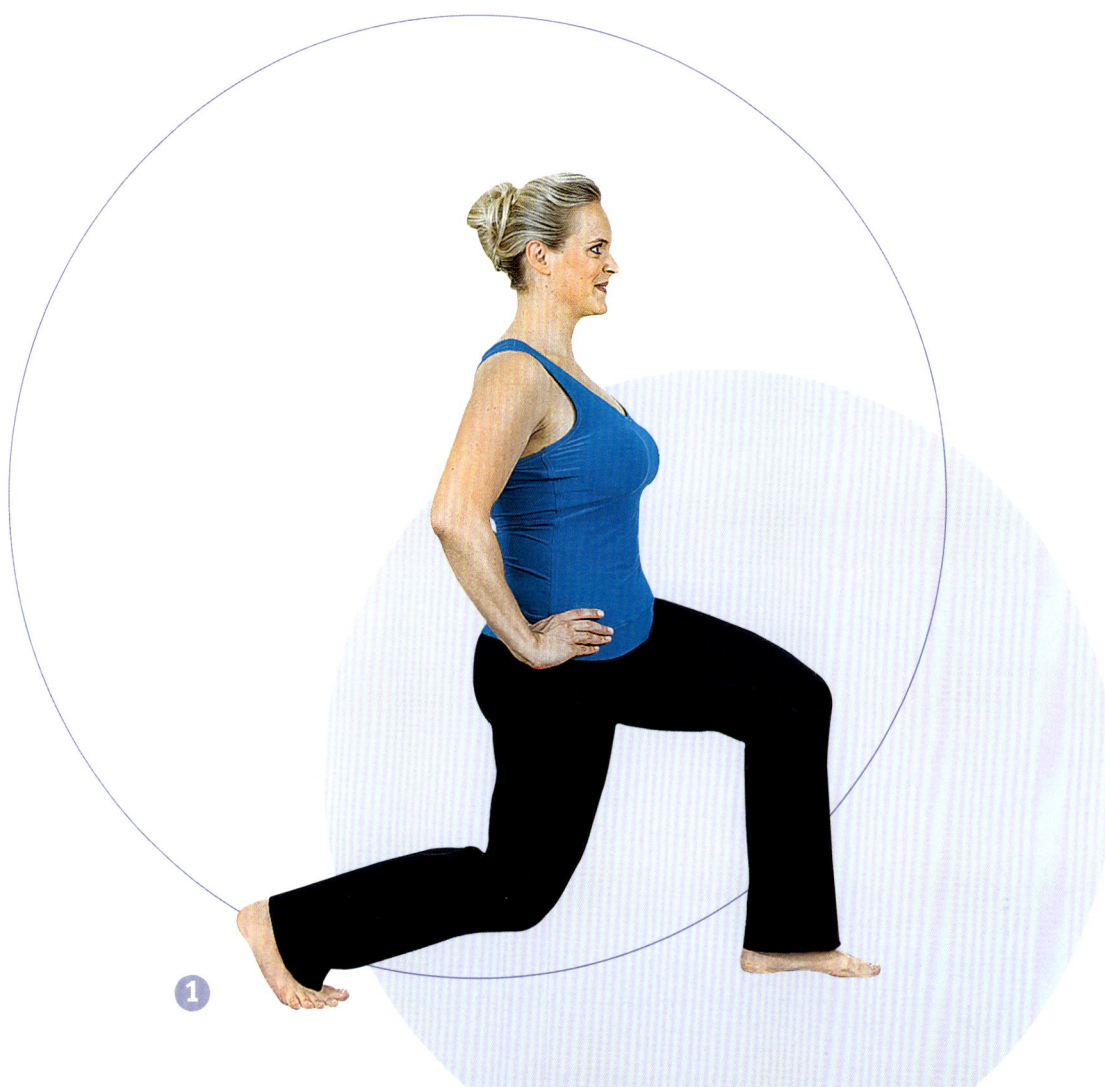

1

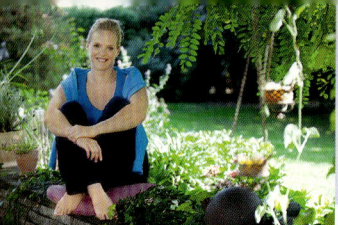

Beinstreckung

Die Vorderseiten Ihrer Oberschenkel lassen sich auch in einer ganz bequemen Position trainieren, die Sie jederzeit in Ihren Alltag integrieren können. Trotzdem werden Sie sich wundern, wie anstrengend es selbst ohne zusätzliche Gewichte oder Trainingsgeräte bei dieser Übung werden kann. Führen Sie diese Übung kontrolliert und konzentriert aus. Stellen Sie sich vor, Sie würden mit Ihrem Fuß einen mit Wasser gefüllten Eimer anheben.

Mein Rat

Tipp für unterwegs

Diese Übung können Sie jederzeit und überall machen. Setzen Sie sich dazu aufrecht auf die vordere Kante eines Stuhls oder einer anderen Sitzgelegenheit. Stützen Sie sich mit Ihren Händen rechts und links neben dem Gesäß ab, um die aufrechte Körperhaltung leichter beizubehalten. Beide Beine sind hüftbreit positioniert, die Fersen befinden sich unter den Knien. Heben Sie nun ein Bein wenige Zentimeter vom Boden ab. Strecken Sie dieses Bein langsam aus, bis der Unterschenkel in Verlängerung des Oberschenkels parallel zum Boden ausgerichtet ist. Das Knie wird in der Endposition nicht ganz durchgedrückt. Beugen Sie das Bein langsam wieder, ohne es ganz abzusetzen. Machen Sie bis zu 20 Wiederholungen und wechseln Sie im Anschluss die Seite.

So trainieren Sie

1 Setzen Sie sich aufrecht auf den Boden und stützen Sie sich mit den Unterarmen hinter dem Körper ab, sodass beide Unterarme parallel zueinander stehen. Stellen Sie die Beine angewinkelt und hüftbreit auf. Ihre Füße befinden sich vor den Knien, sodass sich in den Kniekehlen ein 90-Grad-Winkel bildet. Beide Knie zeigen nach oben, die Fußspitzen parallel nach vorne.

* Sinken Sie nicht zwischen den Schultern ein, sondern drücken Sie den Brustkorb heraus. Der Rücken sollte gerade bleiben und der Kopf in Verlängerung der Wirbelsäule.

* Ziehen Sie für eine optimale Kopfhaltung das Kinn nach hinten Richtung Wirbelsäule und den Hinterkopf gleichzeitig nach oben Richtung Decke.

2 Heben Sie eines Ihrer Beine angewinkelt nur wenige Zentimeter an – die Oberschenkel bleiben dabei parallel. Behalten Sie die aufrechte Oberkörperhaltung bei und strecken Sie nun das angehobene Bein diagonal nach oben aus, ohne die Position des Oberschenkels zu verändern. Das Knie bleibt in der Endposition ganz leicht gebeugt, die Zehen zeigen zur Decke.

* Beugen Sie das Bein anschließend genauso langsam wieder, ohne jedoch dabei den Fuß abzusetzen.

* Wiederholen Sie dies 10- bis 20-mal. Wechseln Sie anschließend die Beinseite.

* Führen Sie insgesamt 3 Durchgänge der Übung aus.

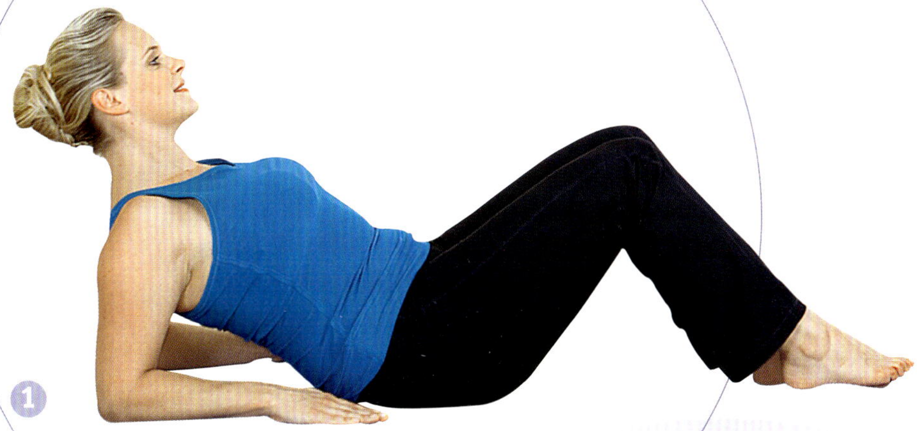

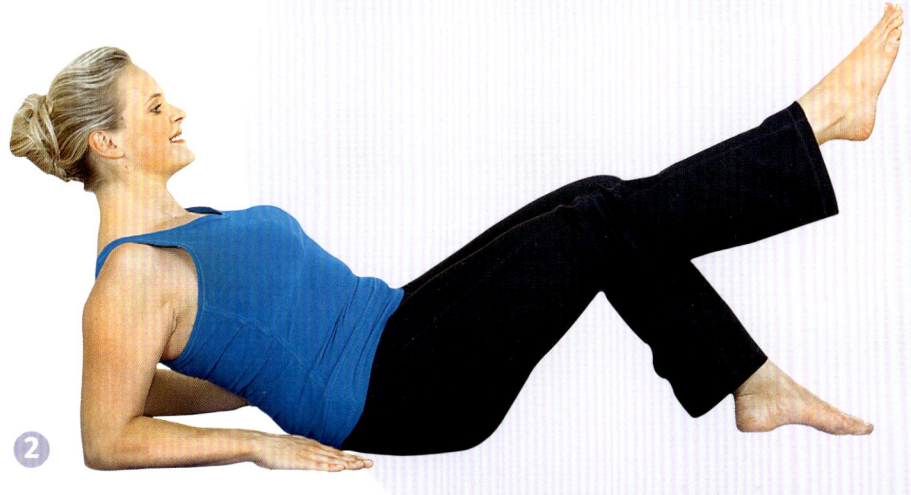

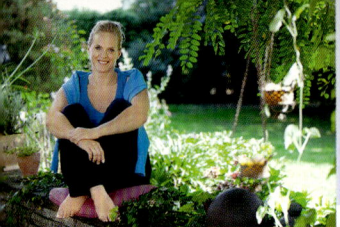

Schnelle Beine

Diese Übung trainiert nicht nur Ihre gesamte Beinmuskulatur, sie aktiviert zudem den Stoffwechsel. So werden Sie sich energiegeladener fühlen und auch im Alltag von Ihrer besseren Konstitution profitieren. Legen Sie zur Motivation einen schnellen Lieblingssongs ein und geben Sie beim Refrain so richtig Gas.

So trainieren Sie

1 Stellen Sie sich aufrecht und mit etwas weiter als schulterbreit positionierten Füßen hin.

Lassen Sie die Knie leicht gebeugt und neigen Sie Ihren Oberkörper von der Hüfte heraus etwas nach vorn. Der Brustkorb bleibt angehoben.

* Strecken Sie beide Arme auf Schulterhöhe lang nach vorne aus, die Hände liegen aufeinander. Die Ellenbogen sind dabei nicht ganz durchgestreckt.

* Ziehen Sie die Schulterblätter zueinander und in Richtung Gesäß. Aktivieren Sie Bauch- und Rückenmuskulatur, um den Oberkörper aufgerichtet zu halten.

* Beugen Sie die Knie nun etwas mehr und schieben Sie das Gesäß leicht nach hinten und unten. Der Oberkörper bleibt weiterhin mit angehobenem Brustkorb nach vorne geneigt.

* Beginnen Sie in dieser Position langsam zu laufen. Die Knie ziehen dabei nach außen und oben. Erhöhen Sie allmählich das Tempo, bis Sie schließlich ganz kleine und schnelle Trippelschritte auf der Stelle machen. Halten Sie dieses Tempo 30 bis 60 Sekunden durch.

* Verschnaufen Sie anschließend kurz und lockern Sie Beine und Oberkörper aus.

* Wiederholen Sie die Übung noch 2-mal.

Einfache Variation

Wenn Ihnen die Übung anfangs zu anstrengend ist, legen Sie beide Hände bequem auf dem unteren Rücken auf. Die Handinnenflächen zeigen nach hinten und die Ellenbogen leicht gebeugt nach außen. Jetzt können Sie mehr Kraft und Konzentration für Ihre Beinarbeit aufbringen. Achten Sie aber darauf, dass Sie beide Schulterblätter in Richtung Gesäß ziehen.

Schwierige Variation

Führen Sie die Übung wie oben beschrieben aus, aber stellen Sie die Füße hüftbreit auseinander. Senken Sie das Gesäß so tief wie möglich ab und bleiben Sie mit dem Oberkörper aufrecht. Füße und Knie zeigen jeweils nach vorne. Wechseln Sie nach 30 Sekunden zur etwas weiter als schulterbreiten Fußposition und nach wiederum 30 Sekunden zurück zur hüftbreiten Position. Stellen Sie sich zusätzlich mit einem Fuß auf eine zusammengerollte Gymnastikmatte oder Decke. Durch die Instabilität wird Ihre Tiefenmuskulatur mehr gefordert. Gleichzeitig schulen Sie Ihr Koordinationsvermögen.

Führen Sie diese Übung anschließend auch mit dem anderen Fuß auf der instabilen Unterlage aus.

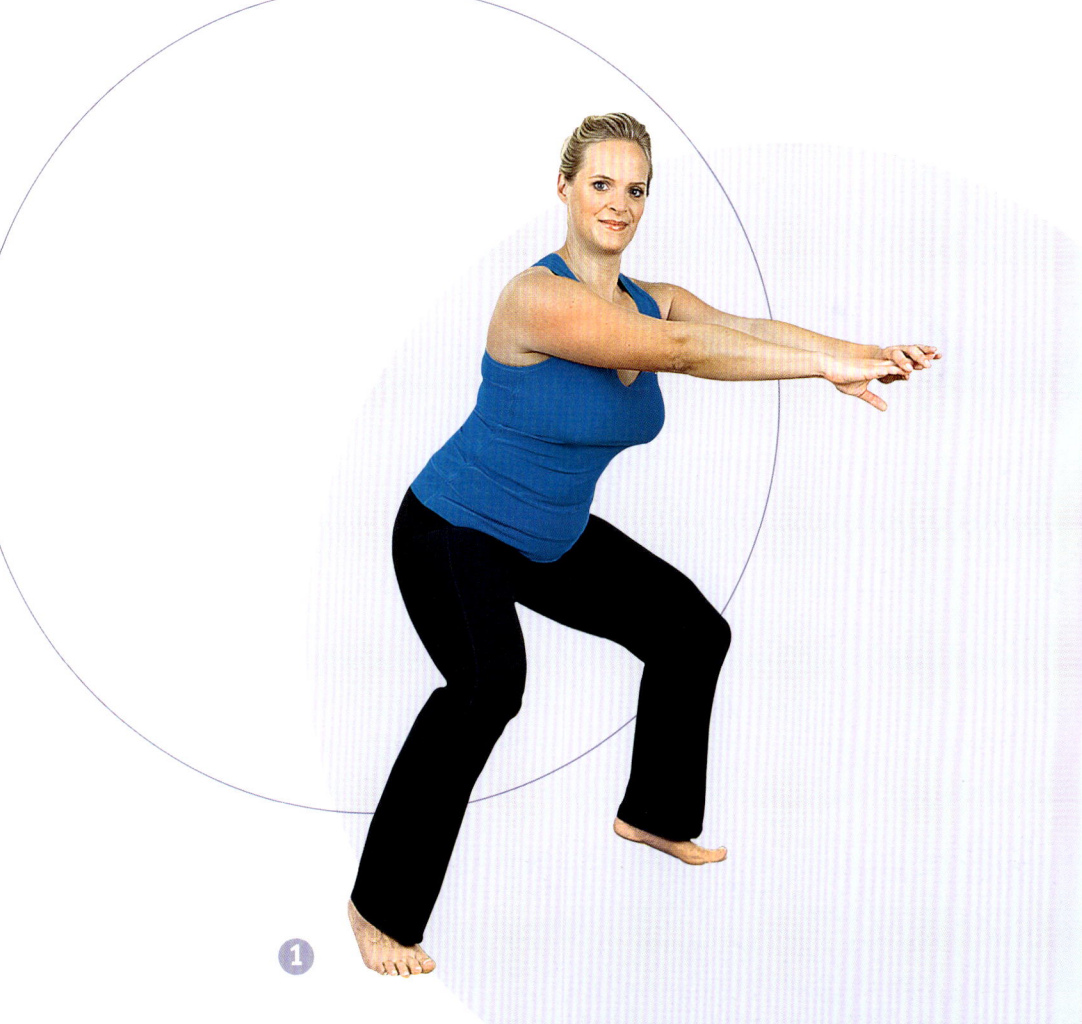

1

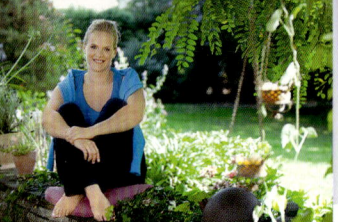

Beinkraft

Bei dieser Übung, die die gesamte Beinmuskulatur kräftigt, ist Schwitzen erlaubt – denn hier ist Ganzkörpereinsatz gefragt.

So trainieren Sie

Stellen Sie sich aufrecht hin. Ihre Füße stehen hüftbreit, die Arme hängen locker neben dem Oberkörper.

❶ Verlagern Sie Ihr Gewicht auf das rechte Bein. Gleichzeitig machen Sie mit dem linken Bein einen großen Schritt nach vorn.

* Beugen Sie beide Knie, bis das hintere nur noch wenige Zentimeter vom Boden entfernt ist. Zehen und Knie zeigen nach vorne. Das vordere Knie befindet sich über dem vorderen

So wird's optimal

- Das vordere Knie bleibt über dem Fuß. Wenn Sie es weiter nach vorne schieben, belasten Sie Ihre Kniegelenke unnötig.
- Kippen Sie mit dem Oberkörper weder nach vorne noch zur Seite und drehen Sie Ihre Hüfte nicht. Achten Sie auf eine ausreichende Muskelspannung in Gesäß, Bauch und Rücken, um Ihren Körper stabil zu halten.
- Halten Sie nicht die Luft an! Atmen Sie während der gesamten Übung gleichmäßig weiter.

Fuß, beide Unterschenkel bilden mit den Oberschenkeln einen 90-Grad-Winkel.

* Behalten Sie die aufrechte Position des Oberkörpers bei, der Kopf bleibt in Verlängerung zur Wirbelsäule.

❷ Verlagern Sie nun Ihr Gewicht nach vorne, auf das linke Bein, und führen Sie das hintere Bein gestreckt nach vorne. Drücken Sie gleichzeitig auch das vordere Bein durch.

❸ Heben Sie nun das rechte Bein lang ausgestreckt auf Hüfthöhe an und führen Sie gleichzeitig beide Arme auf Schulterhöhe nach vorne.

* Zehenspitzen und Handrücken zeigen nach oben zur Decke, Fersen und Handinnenflächen zum Boden.

* Führen Sie das rechte Bein anschließend wieder langsam zurück in den tiefen Ausfallschritt.

* Wiederholen Sie die Übung ab dem zweiten Schritt 8- bis 16-mal. Wechseln Sie anschließend die Beinseite.

Schwierige Variation

Zur Steigerung der Intensität können Sie beide Hände an den Hinterkopf legen. Die Ellenbogen zeigen nach außen. Führen Sie die Übung wie beschrieben durch. Da sich nun beide Arme über Ihrem Körperschwerpunkt befinden, wird Ihre Bauch- und Rückenmuskulatur mehr gefordert.

Noch herausfordernder wird die Übung, wenn Sie mit dem vorderen Fuß auf einen instabilen Untergrund steigen. Verwenden Sie hierfür eine zusammengerollte Gymnastikmatte oder eine gefaltete Decke. Durch die Instabilität wird zusätzlich Ihre Tiefenmuskulatur trainiert, und Ihr Gleichgewichtsinn wird gestärkt.

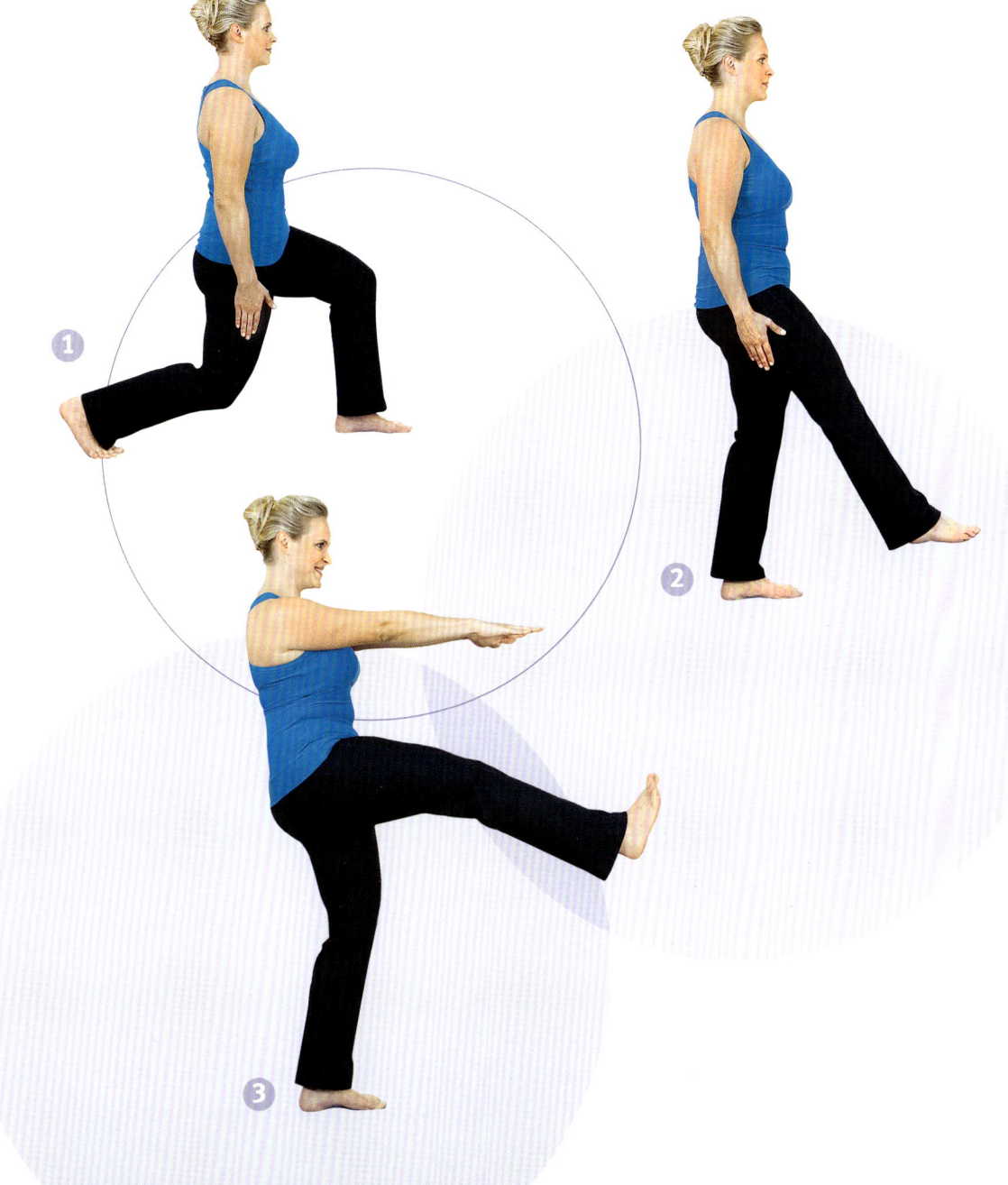

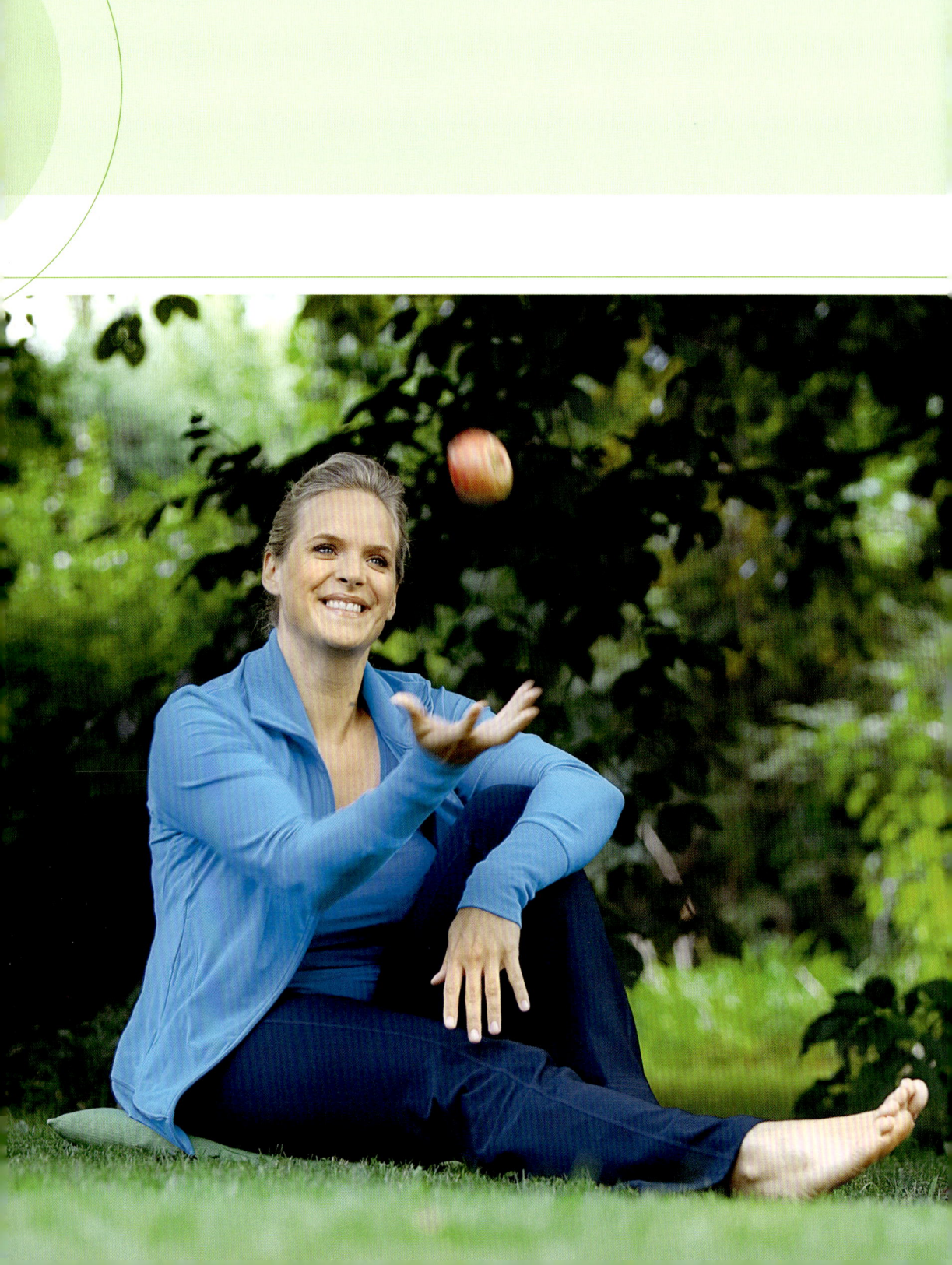

Mehr Form für den Po ...

... und Speck-weg
für die Hüften

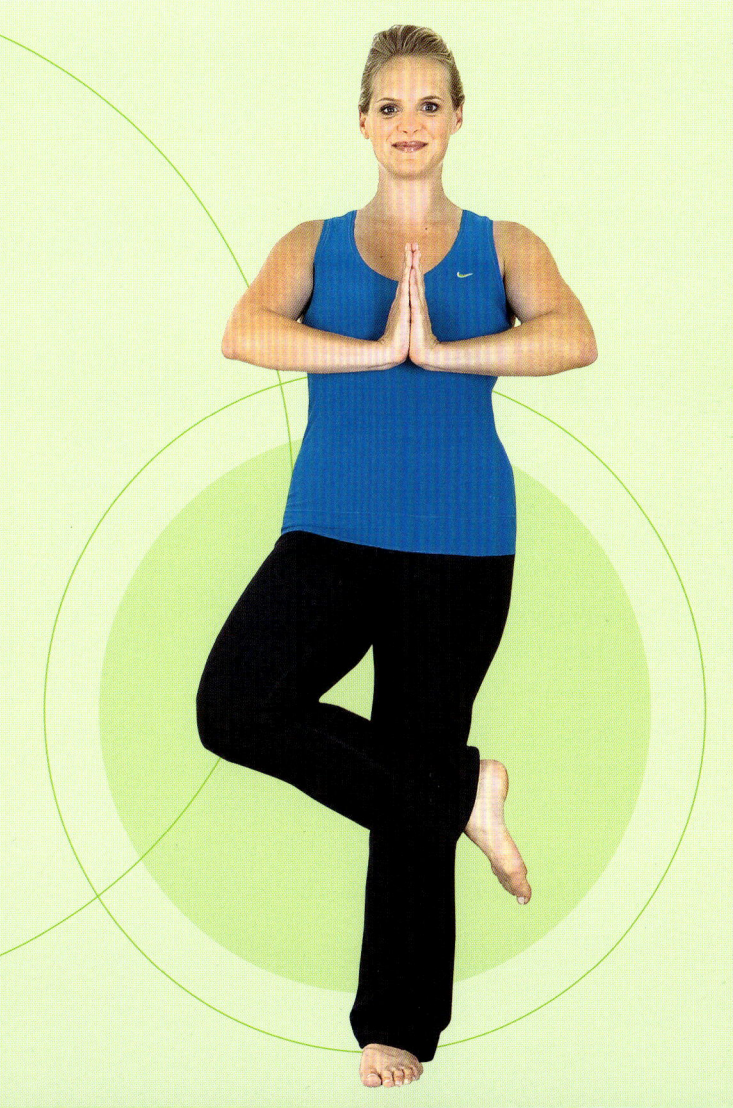

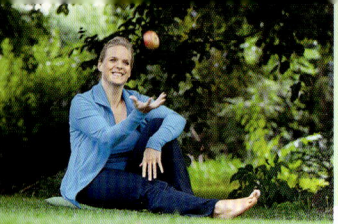

Die ultimativen Übungen für den Po

Die Gesäßmuskeln machen einen Großteil der Gesamtmuskelmasse aus und eignen sich daher gut, den Stoffwechsel in Schwung zu halten. Um den Po zu festigen und zu straffen, sollte er in verschiedenen Positionen trainiert werden. Die knackige Form kommt dann von allein.

Po-Spannung

Trainieren Sie gegen die Erdanziehung und für einen knackigen Po. Diese Übung können Sie auch gut morgens vor dem Aufstehen oder abends vor dem Einschlafen im Bett ausführen.

So trainieren Sie

❶ Gehen Sie in die Bauchlage und legen Sie beide Hände unter die Stirn. Die Nase zeigt jetzt zum Boden und der Hinterkopf zieht nach vorn, weg von den Schultern.
✳ Ziehen Sie die Schulterblätter gleichzeitig zum Gesäß und den Bauchnabel Richtung Wirbelsäule.
✳ Beugen Sie beide Beine, bis sich die Fersen senkrecht über den Knien befinden. Öffnen Sie nun die Knie etwas weiter als hüftbreit und pressen Sie die Fersen gegeneinander. Die Zehen zeigen jeweils nach außen, die Fußsohlen zur Decke.

❷ Heben Sie mit dem Ausatmen beide Oberschenkel von der Unterlage ab und halten Sie diese Position bis zu 30 Sekunden. Senken Sie anschließend beide Beine langsam wieder ab und spüren Sie einige Atemzüge lang nach.
✳ Machen Sie kein Hohlkreuz! Spannen Sie hierzu die Bauchmuskulatur mit an.
✳ Übertreiben Sie das Anheben der Beine nicht. Arbeiten Sie mit Kraft und nicht mit Schwung, sonst belasten Sie Ihren unteren Rücken unnötig.
✳ Atmen Sie während der gesamten Übung ruhig und gleichmäßig weiter.

✳ Führen Sie diese Übung noch 2 weitere Male aus.

Einfache Variation

Falls Sie anfangs noch nicht die Kraft aufbringen, beide Beine gleichzeitig anzuheben, üben Sie jeweils nur mit einem Bein. Führen Sie je Beinseite die gleiche Anzahl an Wiederholungen aus.

Schwierige Variation

Heben und senken Sie die Oberschenkel jeweils im Wechsel. Das erfordert mehr Koordination, da Sie die Gesäßmuskeln im Wechsel aktivieren und wieder lösen müssen. Heben Sie beide Oberschenkel jeweils 10-mal an und machen Sie im Anschluss eine kleine Pause, bevor Sie diese Übung 2 weitere Male wiederholen. Behalten Sie die Fersen nah beieinander – auch wenn die Beine einzeln angehoben werden.

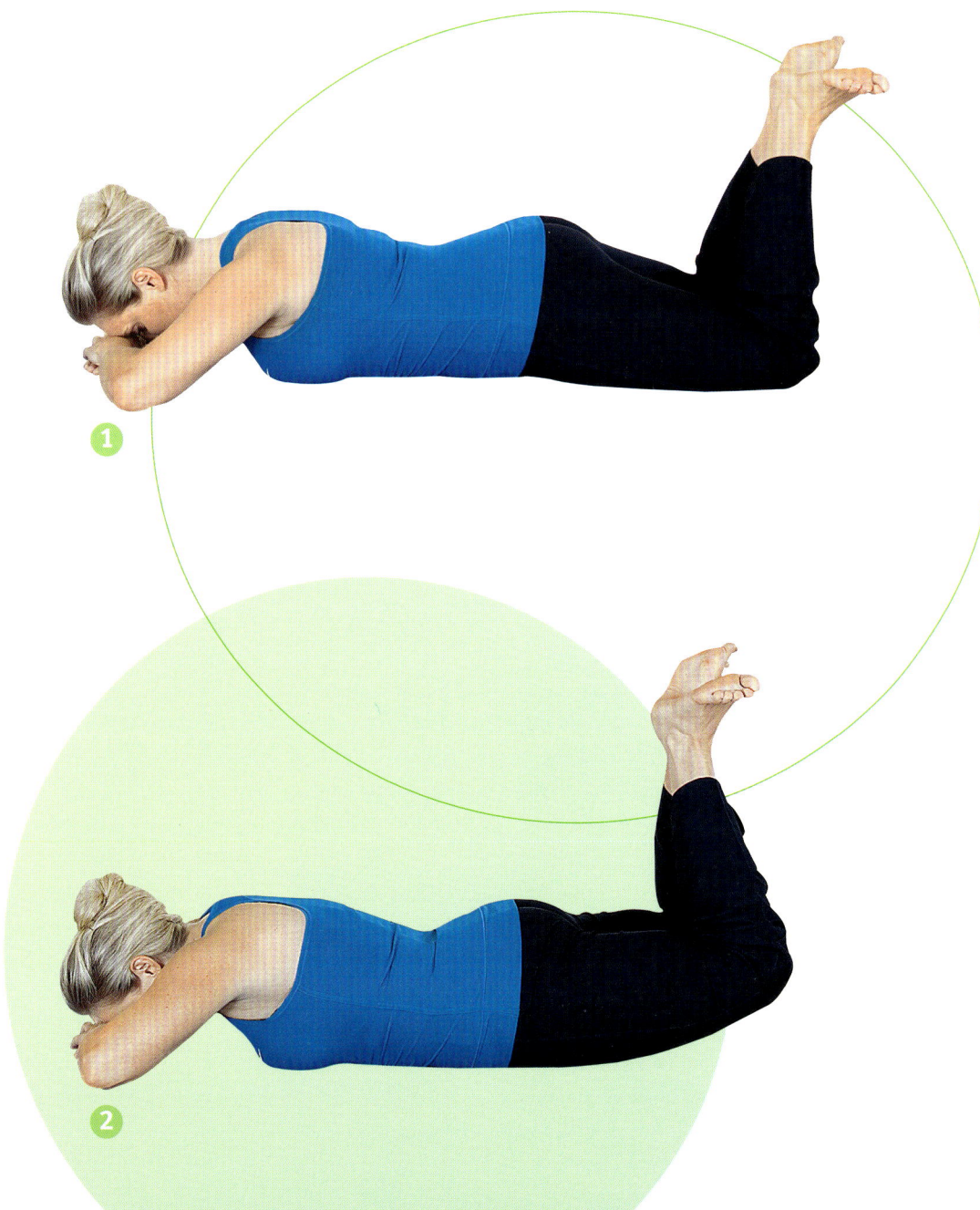

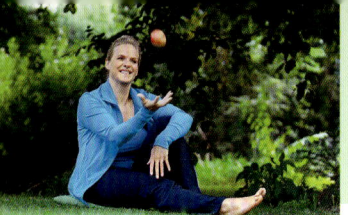

Spaziergang

Diese Übung klingt viel harmloser, als sie eigentlich ist. Neben einer Kräftigung der Gesäßmuskulatur wird durch die sanfte Massage Ihr Gewebe besser durchblutet und dadurch gestrafft. Die aufrechte Haltung fordert darüber hinaus als positiven Nebeneffekt Ihre Bauchmuskulatur.

So trainieren Sie

1 Setzen Sie sich aufrecht auf den Boden und strecken Sie beide Beine hüftbreit lang nach vorne aus. Die Knie bleiben leicht gebeugt, die Zehen zeigen nach oben.

Mein Rat

Tipp für unterwegs

Keinen Platz zum Spazieren, aber trotzdem Lust zu trainieren? Dann variieren Sie die Übung: Spannen Sie dazu jede Gesäßhälfte einzeln im Wechsel an. Wiederholen Sie dies 10-mal pro Seite. Spannen Sie im Anschluss beide Gesäßhälften gleichzeitig an und lösen Sie die Spannung gleich wieder. Wiederholen Sie das Ganze ebenfalls 10-mal. Anschließend spannen Sie jeweils nur eine Gesäßhälfte 10-mal an. Wiederholen Sie diese Übungsfolge insgesamt 3-mal. Diese Variante können Sie auch liegend am Strand oder im Stehen in der Supermarktschlange ausführen.

* Strecken Sie beide Arme auf Schulterhöhe nach vorne aus und verschränken Sie die Hände.
* Ziehen Sie das Kinn nach hinten Richtung Halswirbelsäule, den Hinterkopf nach oben zur Decke und die Schulterblätter in Richtung Gesäß.

2 Spannen Sie nun Ihre Gesäßmuskulatur ganz fest an – dadurch nähern sich Ihre Sitzbeinhöcker einander an. Heben Sie dann das Becken auf der rechten Seite ein kleines Stück vom Boden ab und setzen Sie es etwas weiter vorne wieder ab. Die rechte Gesäßhälfte befindet sich nun vor der linken.
* Heben Sie das Becken auf der linken Seite an und setzen Sie es ebenfalls nach vorne ab.
* Wiederholen Sie das Ganze 10 weitere Male. Durch diese Abfolge spazieren Sie allmählich vorwärts durch den Raum.
* Führen Sie im Anschluss die Bewegungsfolge rückwärts aus, um wieder zu Ihrer Startposition zurückzukehren. Beginnen Sie auch hier mit der rechten Seite.
* Wieder angekommen, starten Sie zu einer neuen Übungsfolge, dieses Mal mit der linken Seite beginnend.
* Der Oberkörper bleibt während der gesamten Übung stabil und aufrecht. Neigen Sie sich nicht nach vorn.
* Die Gesäßmuskeln sollten während der gesamten Übung angespannt sein. Wenn Sie Ihre Sitzbeinhöcker unangenehm spüren, ist Ihre Spannung zu gering.

* Wiederholen Sie die ganze Übung insgesamt 3-mal.

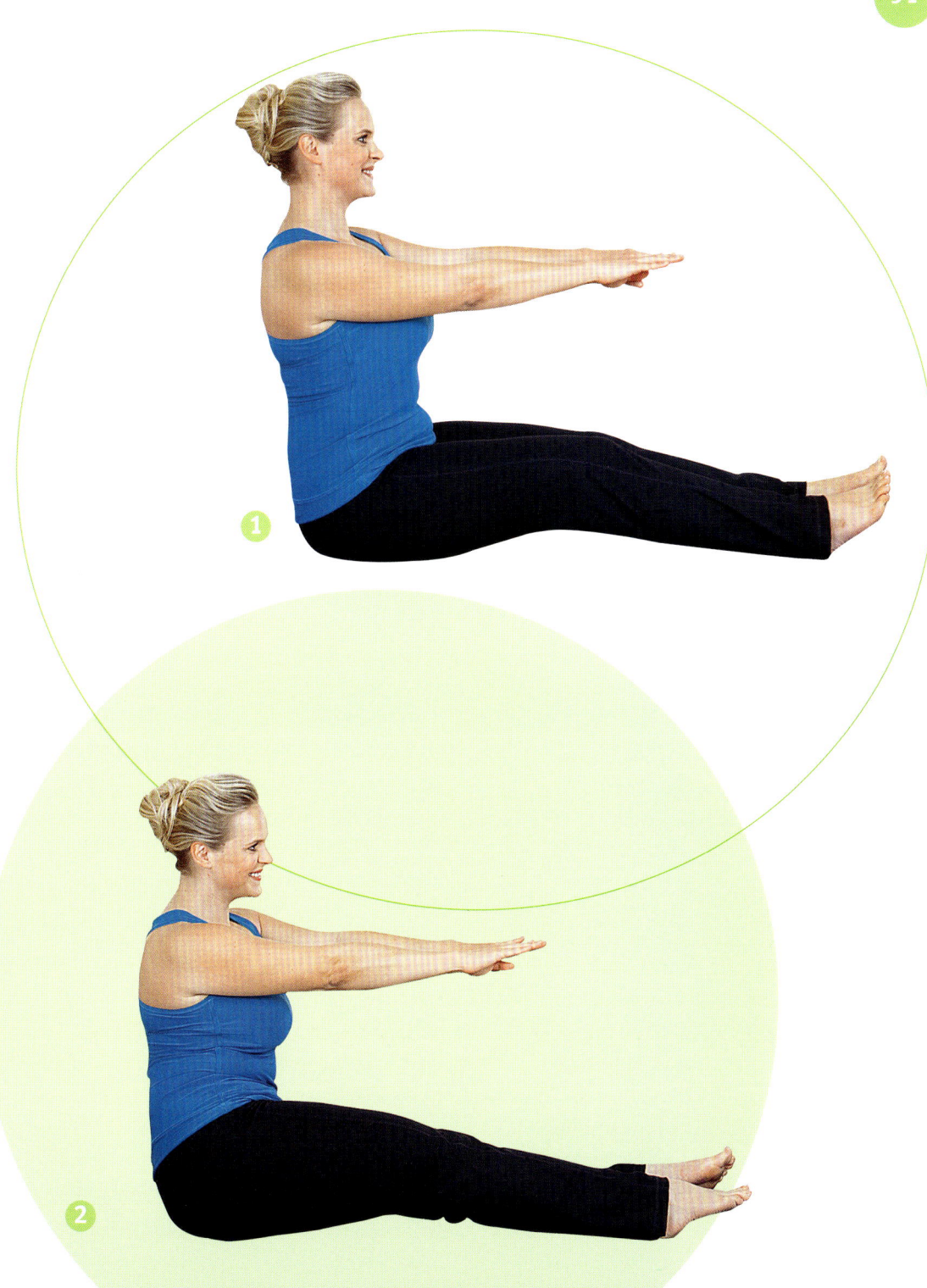

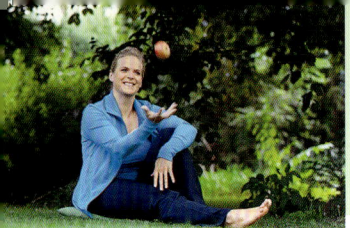

Flamingo

Die Gesäßmuskulatur ermöglicht uns das aufrechte Stehen und Gehen. Beispielsweise streckt sie das Hüftgelenk beim Hochgehen aus der Hocke. Nutzen Sie das in dieser Übung, um Ihren Po zu stählen und ihm so eine schöne Form zu geben.

Mein Rat

Tipp für unterwegs

Diese Übung können Sie in abgewandelter Form auch an Ihrem Arbeitsplatz ausführen. Setzen Sie sich hierzu aufrecht auf einen Stuhl, sodass Sie beide Füße hüftbreit auf dem Boden aufstellen können. Spüren Sie Ihre Sitzbeinhöcker auf der Sitzfläche. Die Knie sind tiefer als das Becken positioniert und der Winkel in Ihren Kniegelenken sollte mindestens 90 Grad betragen. Stellen Sie dazu die Fersen vor den Knien auf. Schlagen Sie nun ein Bein quer über das andere und verschränken Sie die Arme vor der Brust. Aktivieren Sie Bauch- und Rückenmuskulatur sowie die Muskeln von Gesäß und Oberschenkeln und heben Sie das Gesäß vom Stuhl an. Strecken Sie das Hüftgelenk – Sie stehen nun aufrecht. Setzen Sie sich langsam wieder hin. Wiederholen Sie das Ganze je Beinseite 10-mal. Führen Sie die Übung am besten mehrmals täglich zwischendurch aus und Sie werden schon sehr bald den positiven Effekt spüren.

So trainieren Sie

1 Stellen Sie sich aufrecht und hüftbreit hin. Verlagern Sie Ihr Gewicht auf das rechte Bein und legen Sie den linken Unterschenkel quer über den rechten Oberschenkel, oberhalb des Knies. Das linke Knie zeigt nach außen zur Seite. Das Standbein ist in der Ausgangsposition bereits leicht gebeugt. Zehen und Knie zeigen jeweils nach vorn.

* Legen Sie beide Handflächen vor dem Brustbein aneinander und ziehen Sie die Schulterblätter in Richtung Gesäß.

2 Beugen Sie Ihr Standbein und setzen Sie sich mit Ihrem Gesäß nach hinten unten, als wollten Sie es sich auf einem Stuhl bequem machen. Das Kniegelenk des Standbeines bleibt stabil über Ihrer Ferse. Schieben Sie es nicht über die Zehen hinaus und drehen Sie es nicht nach innen oder außen.

* Neigen Sie sich gleichzeitig mit dem Oberkörper aus der Hüfte heraus etwas nach vorne. Lassen Sie das Brustbein angehoben und ziehen Sie die Schulterblätter weiter Richtung Po.

* Der Kopf bleibt in Verlängerung zur Wirbelsäule.

* Richten Sie sich wieder auf, indem Sie das Hüftgelenk und das Standbein strecken. Das Knie bleibt ganz leicht gebeugt.

* Konzentrieren Sie sich auf die Kraftanstrengung beim Strecken des Beines. Atmen Sie hier aus. Atmen Sie mit dem Beugen des Beines ein.

* Wiederholen Sie die Übung 10- bis 20-mal und wechseln Sie anschließend das Bein.

Einfache Variation

Falls es Ihnen Probleme bereitet, die Übung auf einem Bein auszuführen, ignorieren Sie anfangs die beschriebene Armposition und stützen Sie sich stattdessen mit einer Hand an einem Tisch oder einer Wand ab. Legen Sie die freie Hand in die Taille. Versuchen Sie mit jedem weiteren Üben, die Unterstützung durch Tisch oder Wand allmählich aufzugeben, bis Sie sich nur noch mit den Fingerspitzen stützen und bald auch freihändig auf einem Bein balancieren können.

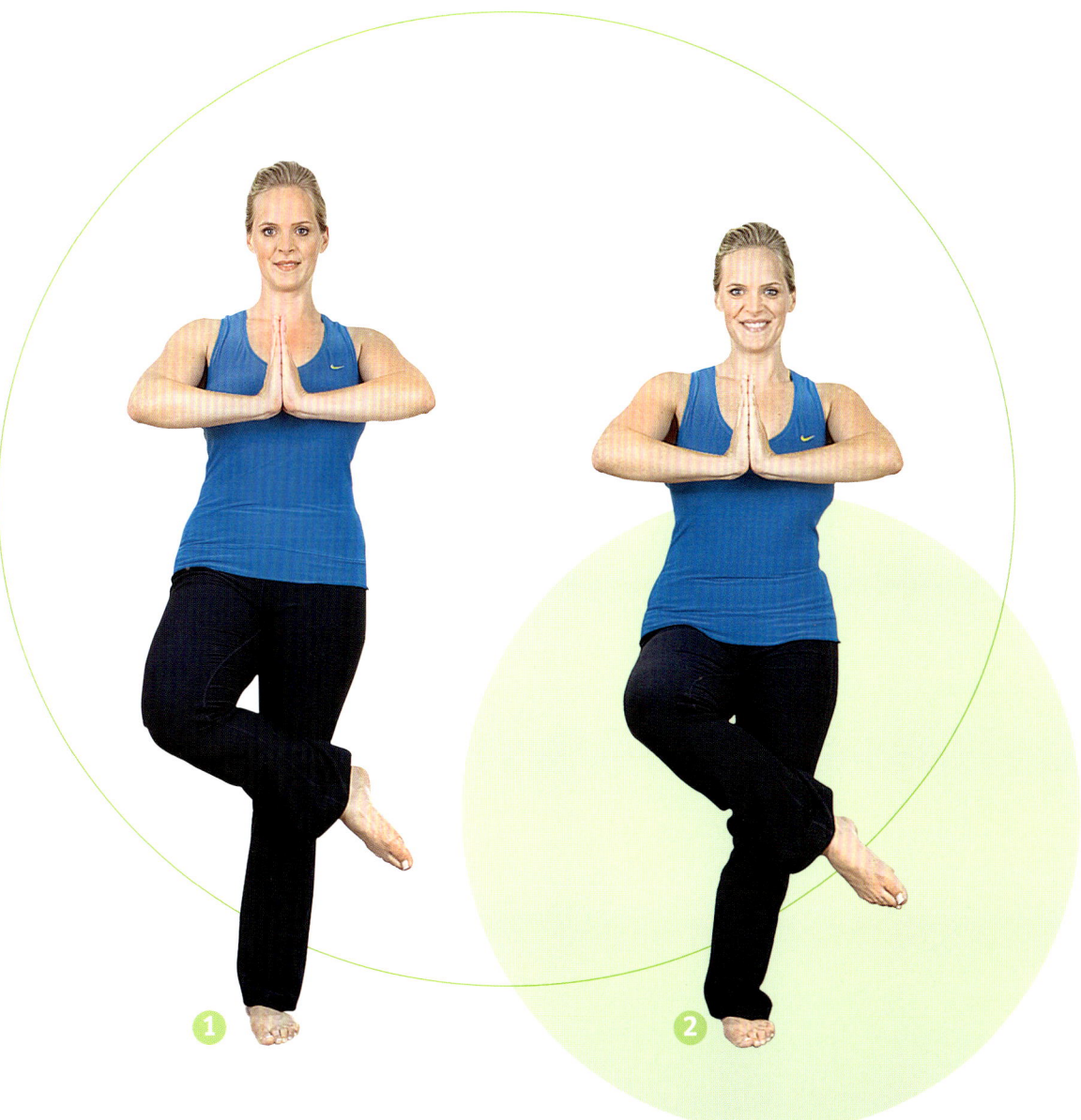

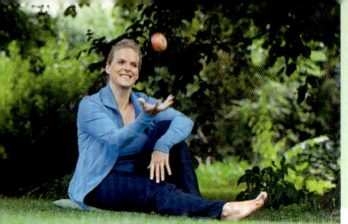

Skifahrer

Mit dieser Übung werden Sie nicht nur auf der Piste eine gute Figur machen, sondern auch im nächsten Badeurlaub. Hierbei wird der Po auf mehrere Arten trainiert. Hören Sie nicht auf, wenn es anfängt unangenehm zu werden, denn genau dann beginnt das eigentliche Training. Trainieren Sie schon oder bewegen Sie sich noch?

So trainieren Sie

1 Stellen Sie sich aufrecht und hüftbreit hin. Verlagern Sie das Gewicht auf die Fersen. Set-

So wird's optimal

- Bleiben Sie mit dem Oberkörper aufrecht, sodass Sie während der Übung nicht direkt auf den Boden unter sich blicken, sondern auf einen weiter entfernt liegenden Punkt auf dem Boden.
- Ziehen Sie beide Schulterblätter Richtung Gesäß, das Kinn nach hinten zur Halswirbelsäule und den Hinterkopf nach oben, weg von den Schultern.
- Verlagern Sie Ihr Gewicht vor allem auf die Fersen. So bleiben die Knie in jeder Position über den Füßen. Wenn Sie die Knie nach vorne über die Zehen hinaus schieben, belasten Sie die Kniegelenke unnötig.
- Atmen Sie während der gesamten Übung gleichmäßig weiter.

zen Sie Ihr Gesäß mit dem Ausatmen nach hinten unten, bis die Oberschenkel fast parallel zum Boden ausgerichtet sind. Spannen Sie die Gesäßmuskulatur fest an. Achten Sie auf eine aktivierte Bauch- und Rückenmuskulatur und beugen Sie Ihren Oberkörper aus der Hüfte in einem 45-Grad-Winkel nach vorn.

* Halten Sie den Rücken gerade, das Brustbein angehoben und schieben Sie die Schulterblätter nach hinten unten in Richtung Gesäß. Der Kopf bleibt in Verlängerung zur Wirbelsäule und zum Nacken lang.

* Beide Knie sind parallel ausgerichtet und befinden sich über Ihren Füßen. Legen Sie Ihre Hände bequem auf dem unteren Rücken ab.

* Halten Sie die Arme leicht angewinkelt – die Ellenbogen zeigen ganz entspannt nach rechts und links außen.

2 Beginnen Sie nun kleine wippende Bewegungen auszuführen, als würden Sie auf Skiern einen steilen Abhang hinuntersausen. Verlagern Sie nach etwa 8 kleinen Wippbewegungen das Gesäß mehr zur linken Seite und wippen Sie fleißig weiter. Sie sollten Ihre linke Gesäßhälfte nun etwas stärker spüren als die rechte. Mit weiterem Wippen werden Sie die Anstrengung nicht mehr ignorieren können. Halten Sie durch!

* Bleiben Sie 30 bis 60 Sekunden dabei, das entspricht etwa 30 bis 60 kleinen Wippbewegungen. Wechseln Sie danach ohne Pause über die Mitte zur rechten Seite. Hier sollten Sie ebenfalls 30 bis 60 Sekunden durchhalten.

* Beenden Sie die Übung mit 8 kleinen Wippbewegungen in der Mitte und lockern Sie im Anschluss Beine und Gesäß.

* Wiederholen Sie die Übung insgesamt 3-mal zu jeder Seite.

Schwierige Variation

Stellen Sie sich mit einem Fuß auf eine Stufe, kleine Kiste oder auf ein dickes Buch. Führen Sie die kleinen wippenden Bewegungen wie beschrieben 30 bis 60 Sekunden zur Seite des erhöht positionierten Beines aus. Wechseln Sie anschließend die Seite, nun steht der andere Fuß auf der Stufe oder Kiste. Wiederholen Sie die Übung insgesamt 3-mal je Beinseite.

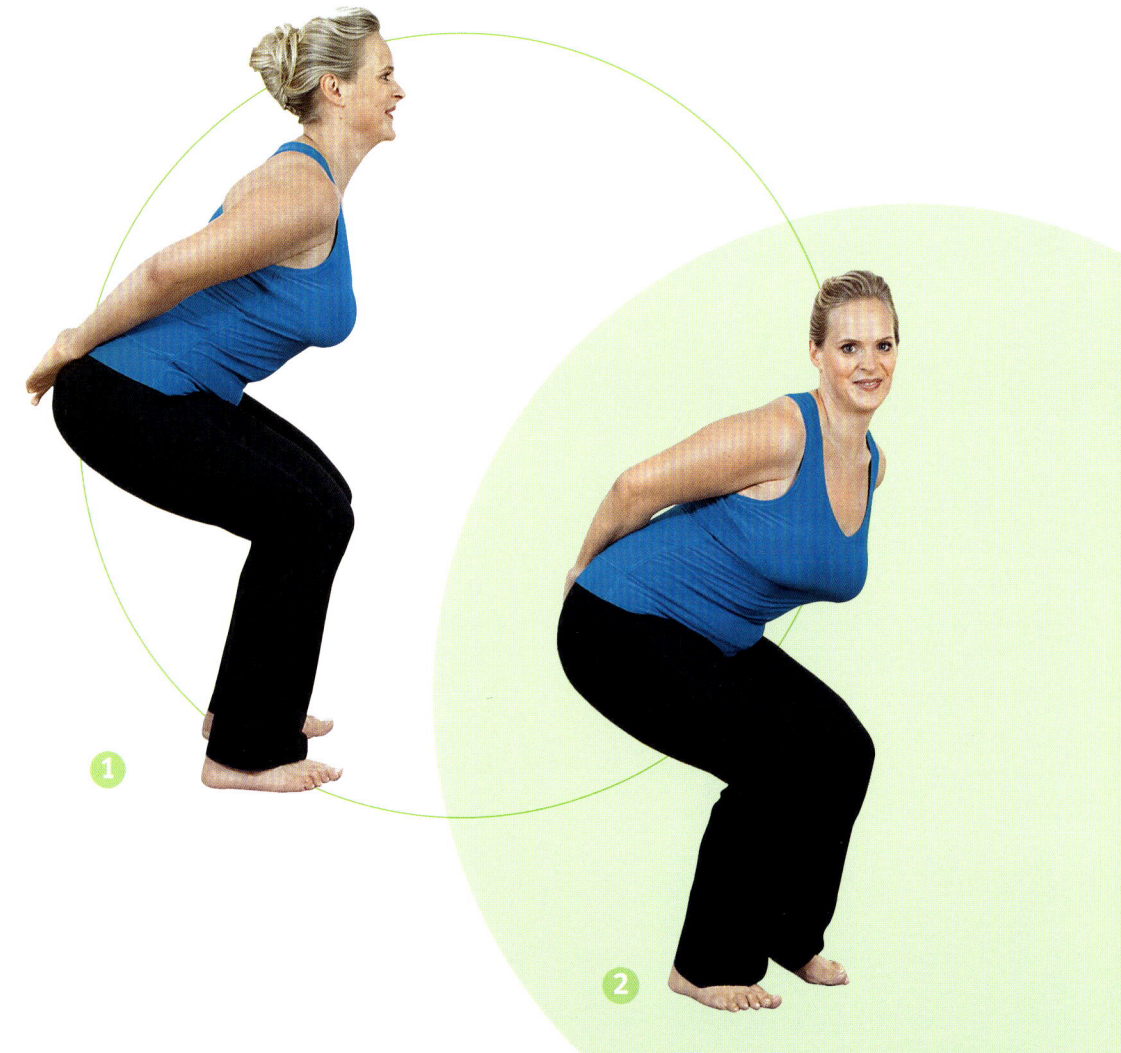

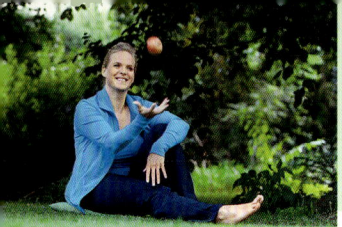

Beinheben

Das »Beinheben« trainiert die gesamte Gesäß-muskulatur. Führen Sie diese Übung nicht mit Schwung aus, sondern kontrolliert und mit Kraft – so erzielen Sie das beste Trainings-ergebnis. Mit einem zusätzlichen Gewicht am Fuß, zum Beispiel einer Fußmanschette, erhöhen Sie die Intensität und Effektivität.

So trainieren Sie

1 Nehmen Sie den Vierfüßlerstand ein. Stüt-zen Sie beide Ellenbogen unter den Schultern auf und verschränken Sie die Hände. Die Knie befinden sich senkrecht unter den Hüftgelen-

So wird's optimal

- Stützen Sie Ihren Oberkörper aus den Schultern heraus. Ziehen Sie die Schultern in Richtung Gesäß und halten Sie den Rücken gerade.
- Lassen Sie das angehobene Bein immer lang gestreckt.
- Heben und senken Sie das Bein mög-lichst langsam: Arbeiten Sie nicht mit Schwung, sondern mit der Kraft Ihrer Gesäßmuskulatur. Qualität geht vor Quantität!
- Legen Sie bei Knieproblemen ein zu-sammengefaltetes Handtuch unter das aufgestützte Knie.

ken. Strecken Sie das rechte Bein lang nach hinten aus und halten Sie es parallel zum Boden in der Luft.

* Spannen Sie nun Ihre Gesäßmuskulatur fest an und heben Sie das Bein ein paar Zentimeter nach oben an: Sie befinden sich jetzt in der Ausgangsposition.

* Die Ferse zieht dabei hoch zur Decke und die Zehen zeigen zum Boden.

* Senken Sie das Bein langsam in Richtung Boden ab und tippen Sie mit den Zehen ganz leicht auf: Das ist Endposition »A«. Heben Sie das Bein wieder lang gestreckt an.

2 Senken Sie das Bein beim nächsten Mal über Kreuz links neben dem rechten Fuß ab und tippen Sie auch hier mit den Zehen leicht auf den Boden: Das ist Endposition »B«. Heben Sie das Bein anschließend wieder gerade nach oben an.

* Senken Sie das Bein im Wechsel zwischen den beiden Endpositionen »A« und »B« ab und heben Sie es jeweils wieder in die oben beschriebene Ausgangsposition.

* Wiederholen Sie dies insgesamt 20-mal. Das bedeutet, 10-mal kommen Sie in die Endposi-tion »A« und 10-mal in die Endposition »B«. Falls Sie eine Fußmanschette verwenden, kön-nen Sie die Wiederholungen je Beinseite auf 10 reduzieren.

* Setzen Sie sich im Anschluss mit dem Gesäß nach hinten auf die Fersen ab. Erholen Sie sich einige Atemzüge lang und wiederholen Sie die Übung dann mit dem linken Bein.

* Führen Sie je Beinseite insgesamt 3 Durch-gänge aus.

Schwierige Variation

Erhöhen Sie die Intensität und damit Ihren Energieverbrauch. Mit dieser anspruchsvollen Variation trainieren Sie zusätzlich Ihre Arm-, Bauch- und Rückenmuskulatur: Beginnen Sie wie oben beschrieben im Vierfüßlerstand mit einem lang nach hinten ausgestreckten Bein. Stellen Sie den Fußballen des mit dem Knie aufgestützten Beines auf und heben Sie das Knie wenige Zentimeter vom Boden ab. Sie werden sofort die Kraftanstrengung Ihrer Arm-, Rücken- und Bauchmuskulatur wahrnehmen. Heben und senken Sie nun das lang ausgestreckte Bein 10-mal. Setzen Sie anschließend das angehobene Knie langsam wieder ab und führen Sie nach einer kurzen Verschnaufpause die Übung noch einmal mit der anderen Beinseite aus.

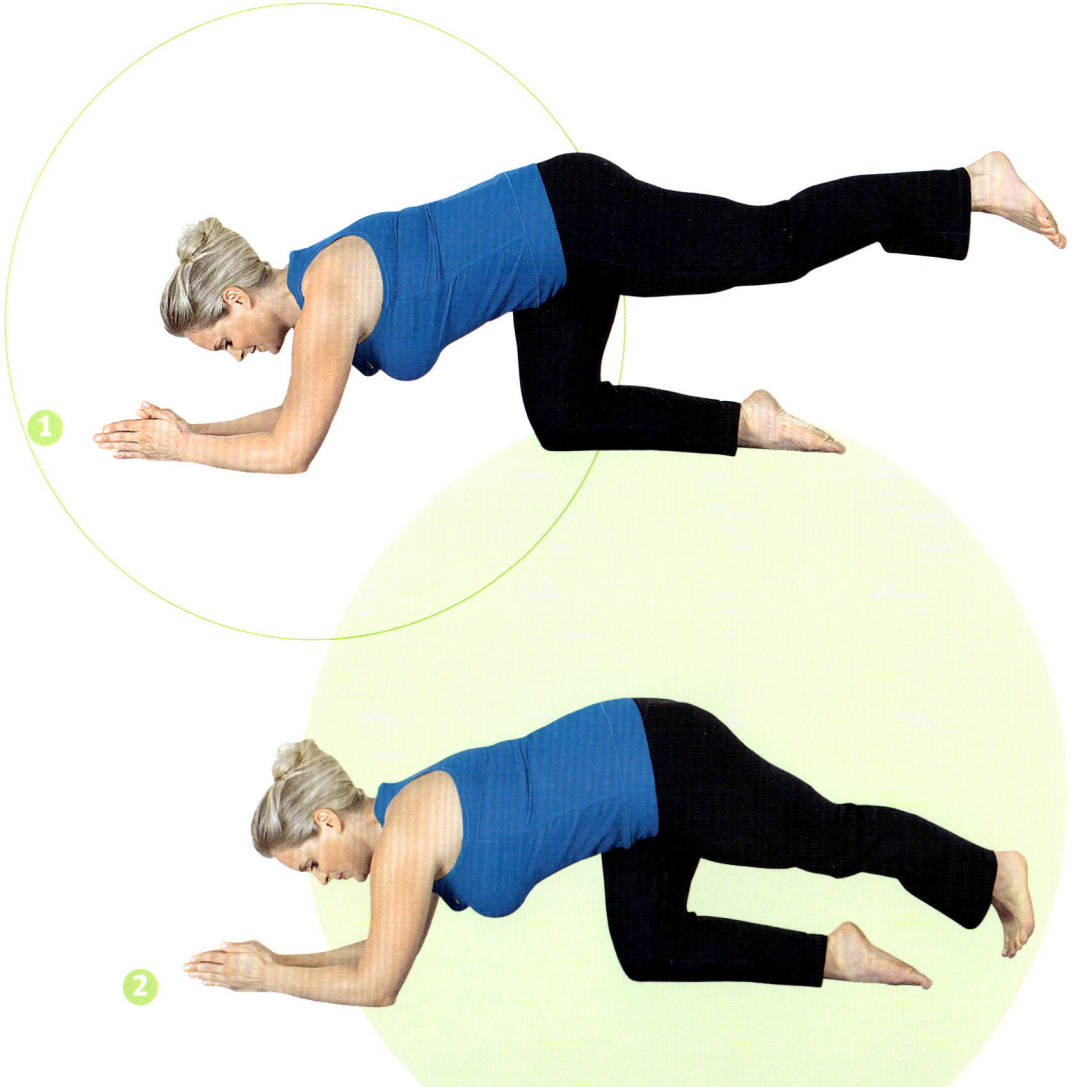

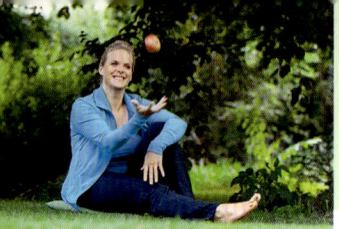

Sprungkraft

Die »Sprungkraft« fordert von Ihrer Gesäßmuskulatur für die schnellkräftige Bewegung in kürzester Zeit größtmögliche Spannung. Das erhöht den Energieverbrauch und regt die Muskulatur an, sich den neuen Anforderungen rasch anzupassen – sie wächst. Und das wiederum lässt Ihre Pfunde an Gesäß und Hüfte schmelzen und verbessert Kondition wie Koordination.

So trainieren Sie

1 Stellen Sie sich aufrecht und hüftbreit hin. Verlagern Sie das Gewicht auf die Fersen. Setzen Sie Ihr Gesäß mit dem Ausatmen nach hinten unten ab, bis die Oberschenkel parallel zum Boden ausgerichtet sind. Achten Sie auf eine aktivierte Bauch- und Rückenmuskulatur und beugen Sie Ihren Oberkörper aus der Hüfte heraus in einem 45-Grad-Winkel nach vorn.

Springen macht Spaß

Aber nur, wenn es nicht so viel Anstrengung kostet. Bei einer schlechten Körperhaltung verschwenden Sie unnötig Kraft. Achten Sie deshalb auf einen stabilen Rumpf – das garantiert Ihnen optimalen Krafteinsatz und Sie werden das Gefühl haben, plötzlich leichter zu sein. So trainieren Sie neben Ihrer Gesäßmuskulatur auch Bauch und Rücken.

* Halten Sie den Rücken gerade und schieben Sie die Schulterblätter in Richtung Gesäß. Der Kopf bleibt in Verlängerung zur Wirbelsäule, so bleibt der Nacken lang.
* Beide Knie sind parallel ausgerichtet und befinden sich über Ihren Füßen.
* Legen Sie die Hände bequem auf dem unteren Rücken ab. Die Arme bleiben leicht angewinkelt, die Ellenbogen zeigen entspannt nach außen.

2 Spannen Sie Ihre Gesäßmuskulatur fest an und springen Sie mit dem Einatmen einige Zentimeter gerade nach oben. Strecken Sie sich dabei lang, die Hände bleiben am unteren Rücken fixiert.
* Landen Sie mit dem Ausatmen mit beiden Füßen gleichzeitig in der tiefen Ausgangsposition. Versuchen Sie, mit Mittelfuß und Ferse zu landen, nicht mit den Fußballen – das würde Ihre Kniegelenke unnötig belasten. Ihr Gesäß befindet sich wieder nach hinten unten abgesetzt und die Oberschenkel sind parallel zum Boden ausgerichtet.
* Spannen Sie während der Übung die Gesäß-, aber auch die Bauchmuskulatur fest an. Die Kraft der Sprünge kommt nicht aus dem Vorbeugen des Oberkörpers, sondern aus der Aktivierung Ihrer Gesäß- und Bauchmuskeln.
* Wiederholen Sie das Ganze 10- bis 20-mal. Dabei wird sich Ihr Puls erhöhen und die Atmung tiefer werden.
* Erholen Sie sich anschließend einige Atemzüge lang.

* Führen Sie noch 2 weitere Durchgänge der Übung aus.

Einfache Variation

Helfen Sie sich bei dieser Übung mit dem richtigen Armschwung. Führen Sie die Übung wie
vorher beschrieben aus, halten Sie jedoch
beide Arme neben Ihrem Oberkörper. Werfen
Sie die Arme im Moment des Absprungs mit
Schwung nach oben. Dadurch reduzieren Sie
das Gewicht, das vom Boden abgestoßen werden muss, und Sie können noch ein wenig
höher springen.

Schwierige Variation

Erhöhen Sie die Intensität der Übung, indem
Sie sich auf eine instabile Unterlage stellen.
Dies kann eine zusammengelegte Decke, ein
Balance Pad oder eine zusammengerollte Gymnastikmatte sein. Nun muss Ihre tiefe Muskulatur verstärkt mitarbeiten, um Ihr Gleichgewicht zu halten. Je mehr Muskeleinsatz, desto
mehr Energie verbrauchen Sie. Da fühlt sich
bald kein Speck mehr wohl.

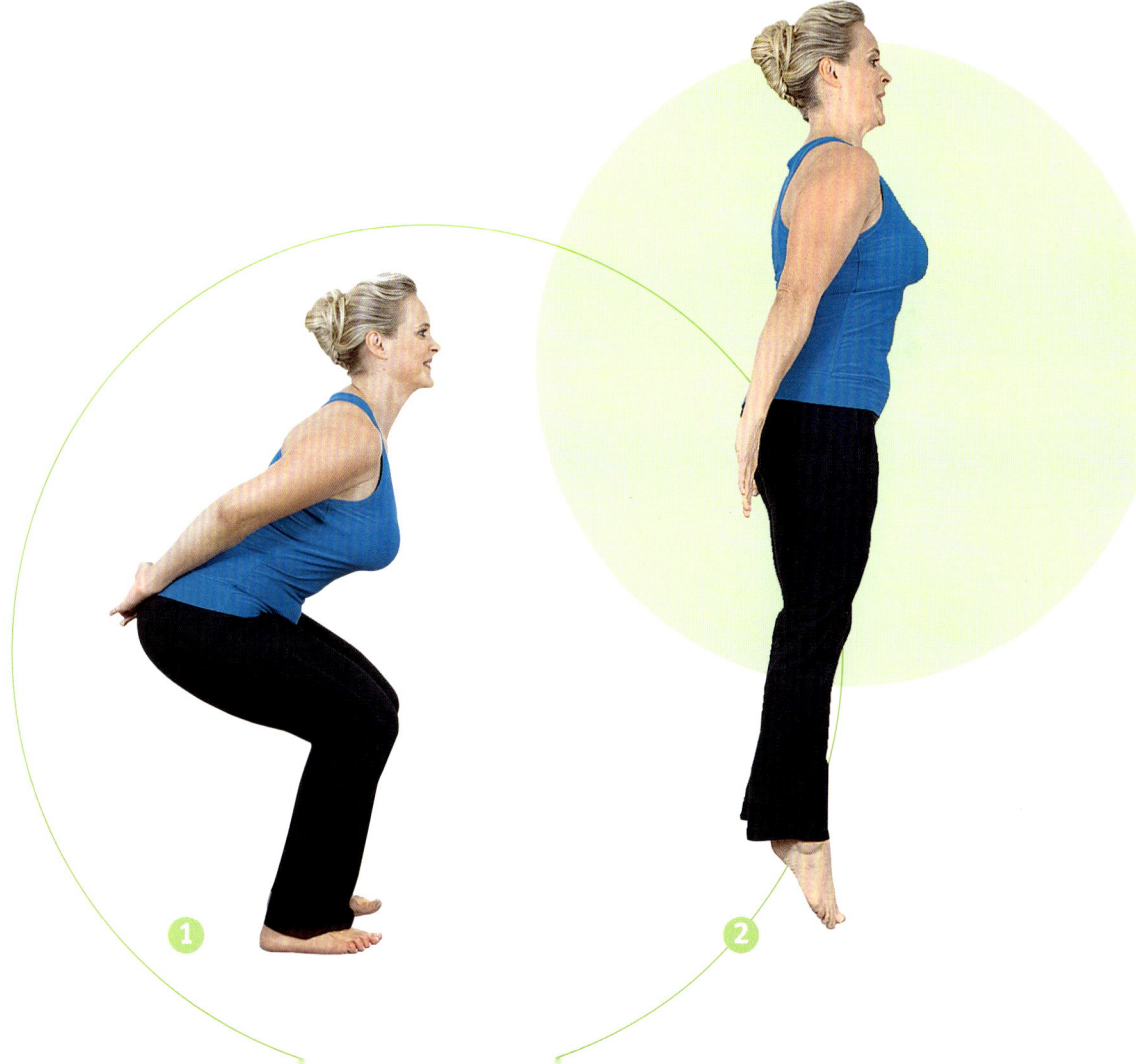

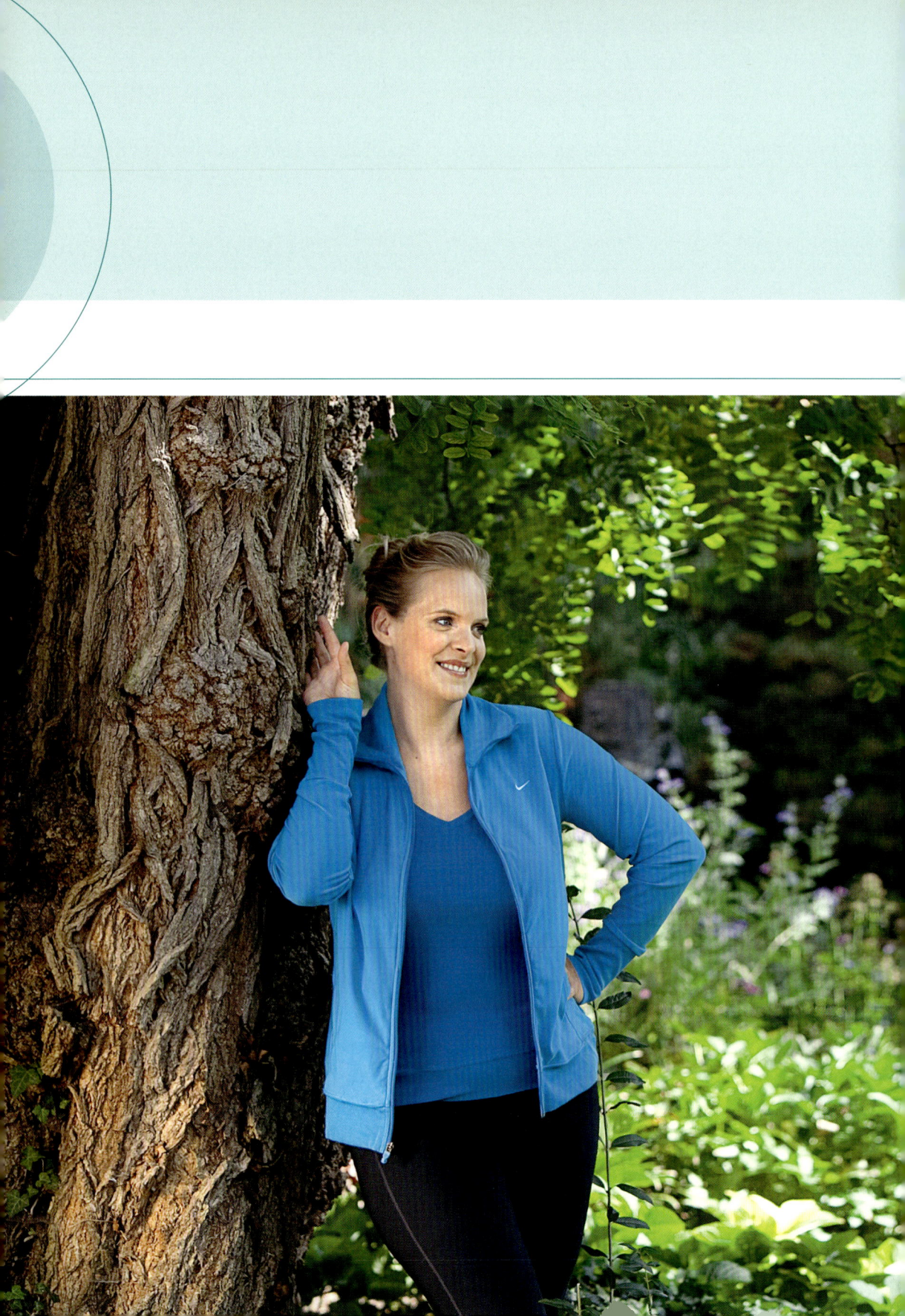

Wohlgeformte Arme ...

... wirken attraktiv

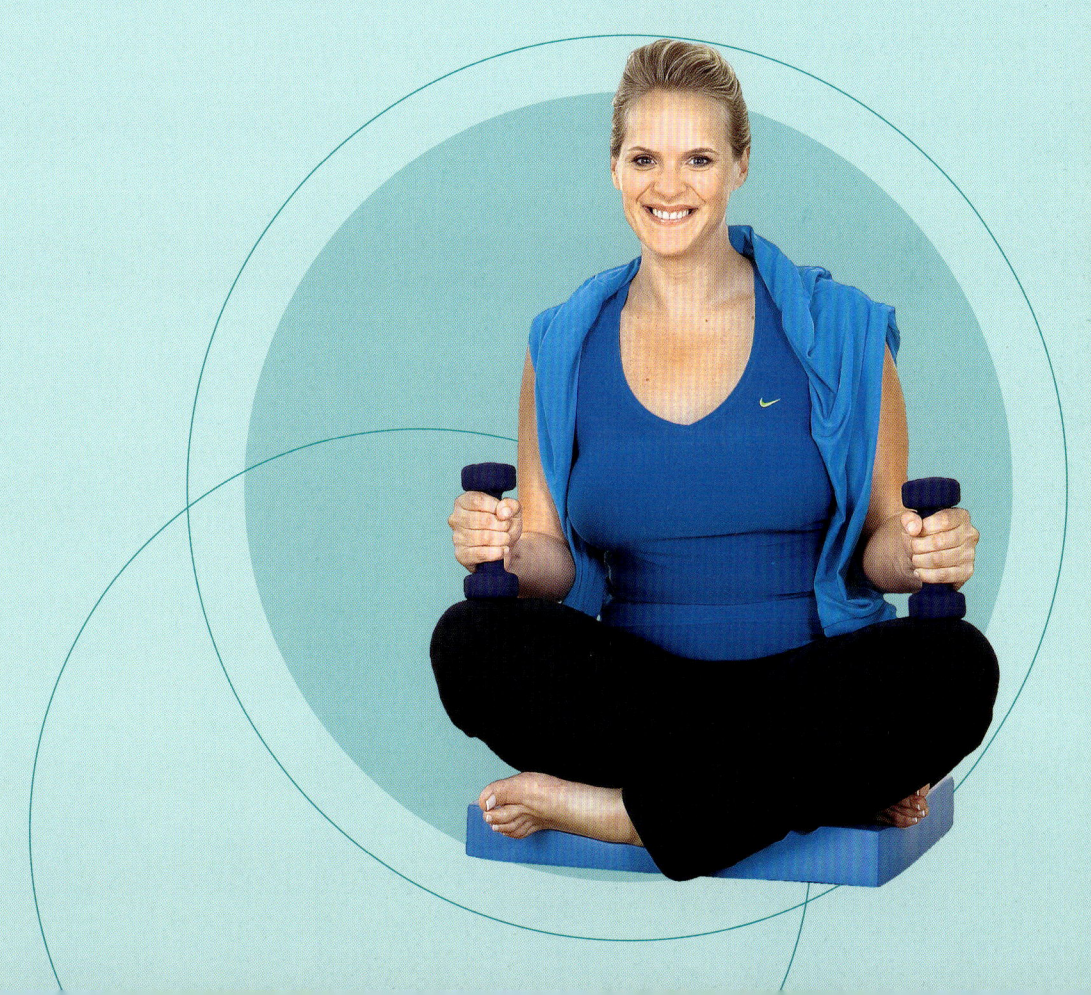

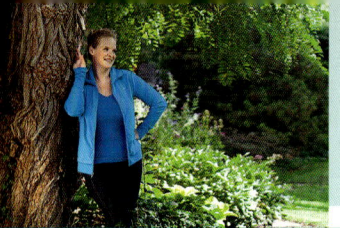

Die ultimativen Übungen für die Arme

Bei manchen Übungen für Bauch, Beine und Po werden die Arme bereits mittrainiert. Um aber ein optimales Ergebnis für ästhetisch geformte Arme zu erzielen, wollen Bizeps und Trizeps herausgefordert werden. Der Bizeps (zweiköpfiger Armbeuger) ist der bekannteste Muskel, da er beim Armbeugen mit seinem dicken Bauch auffällt. Der Trizeps (dreiköpfiger Oberarmmuskel) streckt den Arm bzw. das Ellenbogengelenk. Er macht sich oft unschön bemerkbar: Im untrainierten Zustand wackelt der Oberarm z. B. beim Winken mit. Das kann durch gezieltes Training vermieden werden. Weil die Schultermuskulatur die Bewegungen der Arme ausführt und für ein ansprechendes Erscheinungsbild des Oberkörpers beiträgt, empfiehlt es sich, diese ebenfalls zu trainieren. Die nachfolgende Übung »Armkreisen« eignet sich dazu bestens.

Armkreisen

Diese Übung formt Ihre Arme, insbesondere Ihre Schultern. Sie können sie überall und jederzeit ausführen. Sogar ohne Zusatzgewichte werden Sie die Anstrengung spüren. Mit Hanteln erhöhen Sie die Intensität. Falls Sie keine Hanteln zur Hand haben, können Sie ebenso zwei Wasserflaschen von 0,5 bzw. 1,0 Liter verwenden.

So trainieren Sie

❶ Stellen Sie sich aufrecht hin. Die Füße stehen hüftbreit, die Knie sind leicht gebeugt. Ziehen Sie die Schulterblätter in Richtung Gesäß und den Bauchnabel zur Wirbelsäule. Breiten Sie Ihre Arme rechts und links auf Schulterhöhe aus. Die Handflächen zeigen nach unten und die Ellenbogen bleiben leicht gebeugt.
* Führen Sie nun mit beiden Armen kleine Kreisbewegungen aus der Schulter heraus nach hinten aus. Halten Sie dies 20 bis 30 Sekunden lang durch. Kreisen Sie dann vorwärts, ebenfalls 20 bis 30 Sekunden lang.
* Halten Sie den Rumpf stabil und ziehen Sie beide Schulterblätter in Richtung Gesäß.
* Halten Sie nicht die Luft an, sondern atmen Sie ruhig und gleichmäßig weiter.
* Senken Sie im Anschluss beide Arme langsam ab, lockern Sie sie aus und machen Sie eine kurze Pause.

* Wiederholen Sie die Übung noch 2-mal.

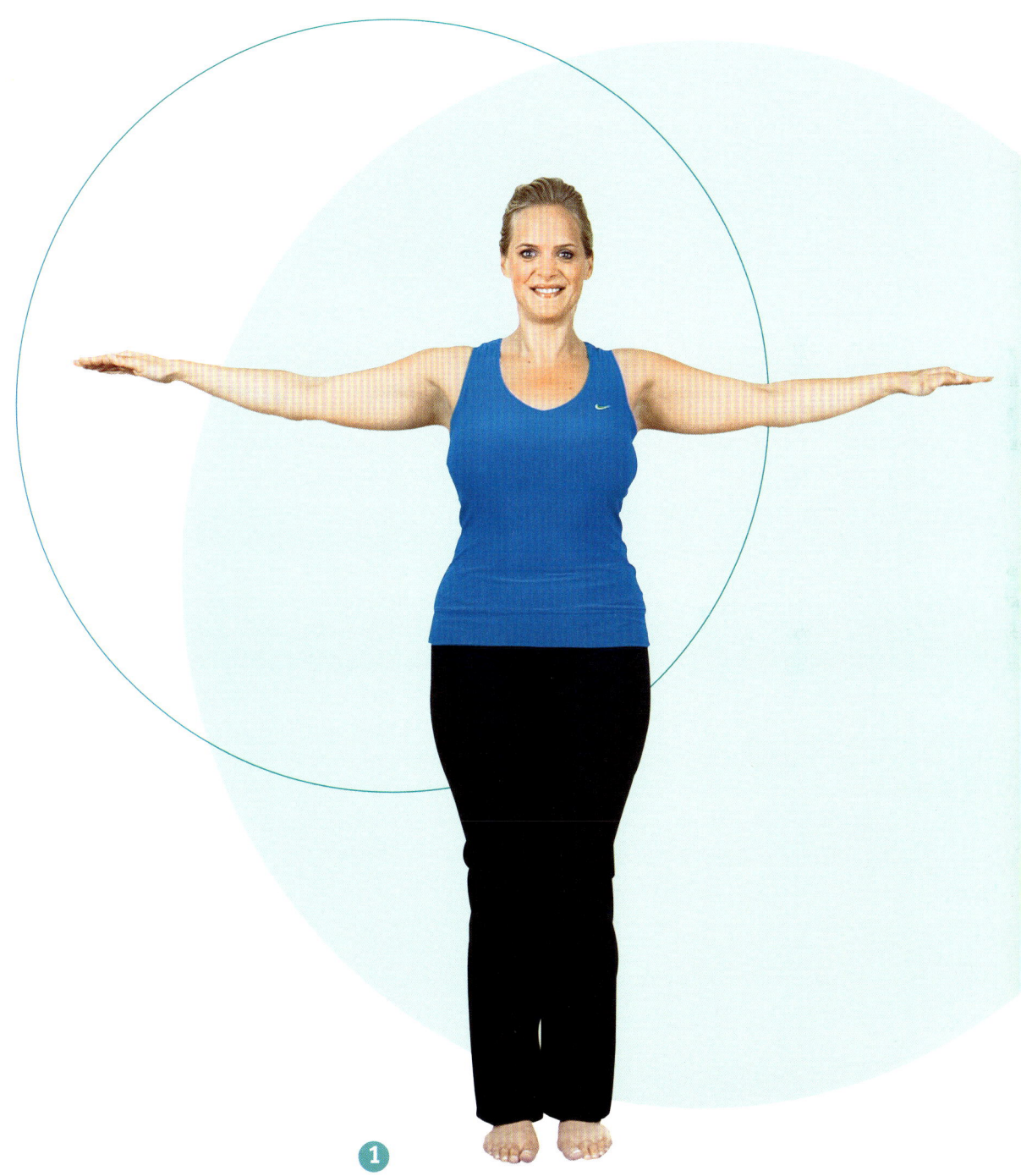

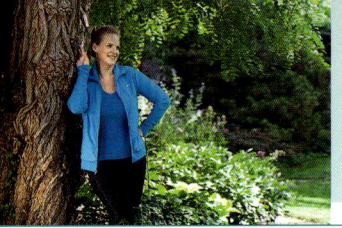

Enger Liegestütz

Mit dieser Übung wird der »Winkemuskel« gestrafft. Ist dieser schlaff, was auch die Jahre mit sich bringen, wackelt der Oberarm beim Händeschütteln oder Winken fleißig mit. Straffen Sie das Gewebe durch gezielten Muskelaufbau.

So trainieren Sie

1 Gehen Sie in den Vierfüßlerstand. Platzieren Sie die Hände senkrecht unter den Schultern. Strecken Sie ein Bein nach dem anderen lang nach hinten aus. Ihre Fußballen sind hüftbreit aufgestellt, Fersen, Gesäß und Schultern bilden eine Linie.

Mein Rat

Tipp für unterwegs

Die Übung lässt sich auch unterwegs jederzeit ausführen. Sie benötigen hierfür einen stabilen Tisch, eine Bank oder auch einen Mauervorsprung. Stützen Sie sich mit den Händen darauf ab und laufen Sie mit den Füßen nach hinten, bis Sie von den Fersen über das Gesäß bis zu den Schultern eine diagonale Linie bilden. Führen Sie nun den engen Liegestütz wie oben beschrieben aus. Durch die erhöhte Position Ihres Oberkörpers wird die Übung etwas leichter – erschweren können Sie sie, indem Sie jeweils ein Bein lang nach hinten ausstrecken.

* Die Fingerspitzen zeigen nach vorn, der Mittelfinger ist die Verlängerung zu Ihrem Unterarm. Ihre Ellenbogen sind leicht gebeugt und zeigen nach hinten, die Ellenbeugen nach vorne.
* Ziehen Sie die Schulterblätter zueinander und nach unten in Richtung Gesäß, um den Nackenbereich zu entlasten.

2 Spannen Sie Ihre Bauch- und Brustmuskulatur an und senken Sie den Oberkörper mit dem Einatmen nach unten ab. Die Ellenbogen bleiben hierbei ganz nah am Oberkörper. Nähern Sie sich mit der Nase dem Boden, bis die Ellenbogen auf einer Höhe mit den Schultern sind.
* Die Ellenbogen befinden sich in der Endposition noch immer nah am Oberkörper und zeigen nach hinten, zu den Füßen.
* Drücken Sie sich mit dem Ausatmen wieder hoch in die Ausgangsposition. Strecken Sie Ihre Ellenbogen am Ende der Aufwärtsbewegung nicht ganz durch, lassen Sie sie leicht gebeugt.
* Lassen Sie den Kopf nicht hängen! Ziehen Sie das Kinn nach hinten zur Halswirbelsäule und den Hinterkopf nach oben, weg von den Schultern.
* Bleiben Sie im Rumpf stabil. Mit einem von der Halswirbelsäule bis zum Becken gerade und lang ausgerichteten Oberkörper wird Ihnen die Übung viel leichter fallen.
* Wiederholen Sie das Ganze 5- bis 10-mal und richten Sie sich dann auf. Kreisen Sie zur Lockerung leicht Ihre Schultern.

* Führen Sie die Übung insgesamt 3-mal aus.

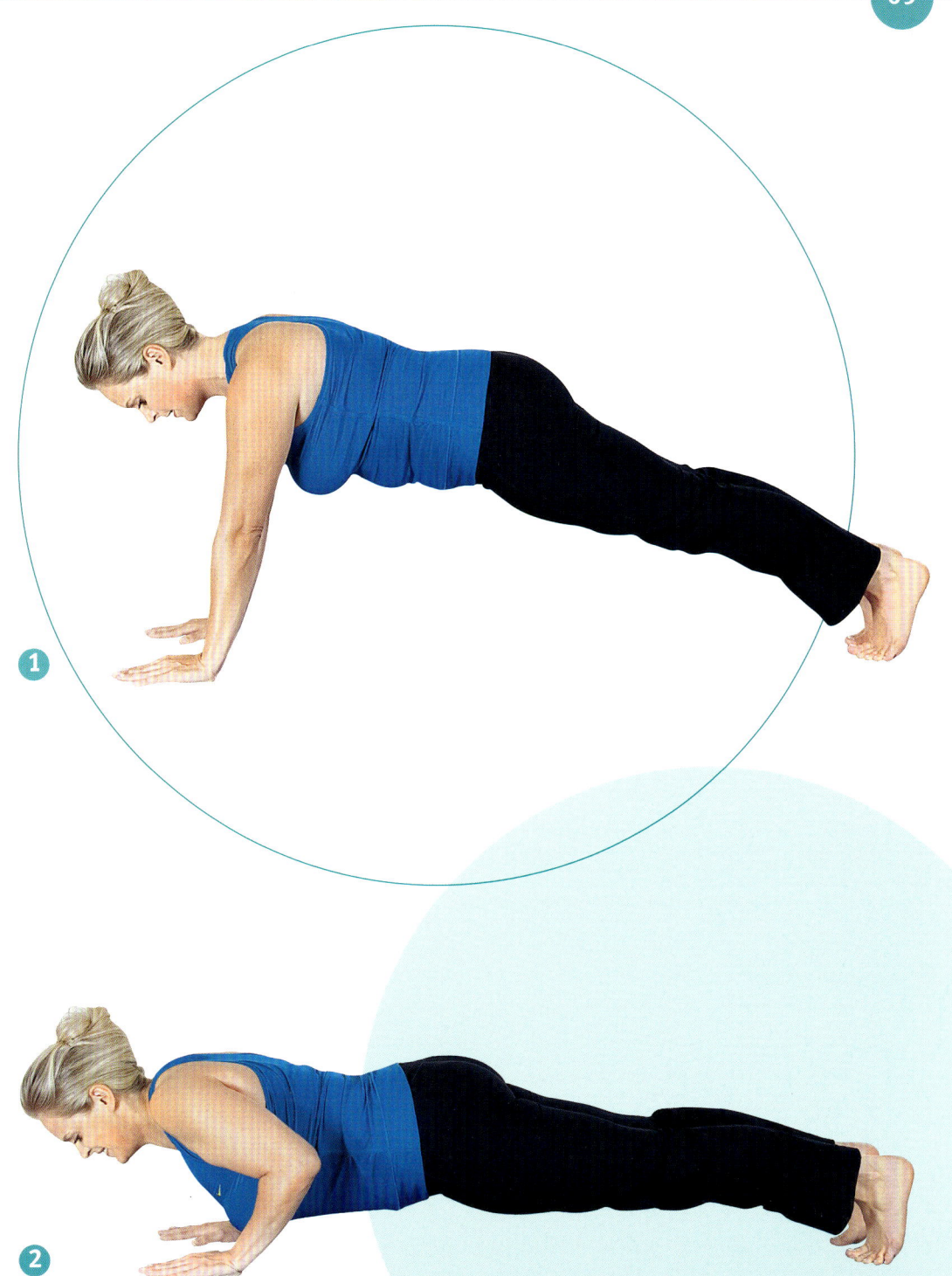

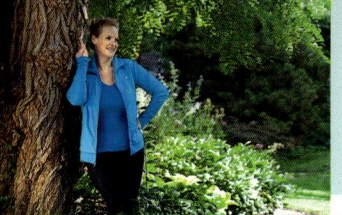

Brett

Die Übung »Brett« formt und strafft Ihre gesamte Armmuskulatur. Hier wird keine Bewegung sichtbar – Sie trainieren rein statisch. Das bringt Abwechslung in Ihr Trainingsprogramm und unterstützt besonders effektiv Ihr Speckweg-Vorhaben.

So trainieren Sie

1 Gehen Sie in den Vierfüßlerstand. Sammeln Sie hier Ihre ganze Kraft und strecken Sie ein Bein nach dem anderen lang nach hinten aus. Stellen Sie die Fußballen hüftbreit auf. Ihr Blick geht in Richtung Boden. Halten Sie den Nacken lang, indem Sie das Kinn nach hinten Richtung Halswirbelsäule und den Hinterkopf nach oben, weg von den Schultern, ziehen.

So wird's optimal

- Bleiben Sie während der Übung in Schultern und Becken stabil. Hängen Sie nicht durch! Ihr Rücken bleibt gerade.
- Reicht die Stützkraft in Armen und Schultergürtel nicht mehr aus, werden die Schulterblätter nach hinten herausgedrückt. Können Sie diese Fehlhaltung am Anfang noch nicht vermeiden, dann bleiben Sie etwas kürzer als 10 Sekunden in dieser Position, bis sich Ihre Muskulatur an diese statische Haltearbeit gewöhnt hat.

＊ Ihre Rückseite bildet vom Kreuzbein bis zur Halswirbelsäule eine gerade Linie.

＊ Atmen Sie gleichmäßig weiter und halten Sie diese Position 10 Sekunden.

＊ Erholen Sie sich kurz, indem Sie wieder in den Vierfüßlerstand zurückkehren und das Gesäß nach hinten auf die Fersen absetzen.

＊ Legen Sie Ihre Stirn zwischen den lang ausgestreckten Armen auf den Boden ab. Atmen Sie tief in Ihre Flanken ein und gönnen Sie sich 10 bis 20 Sekunden Erholung.

＊ Erhöhen Sie die Intensität mit einer instabilen Unterlage unter Ihren Händen. Verwenden Sie hierzu eine zusammengerollte Gymnastikmatte oder Decke. Ferner können Sie den Trainingseffekt ausbauen, wenn Sie die Haltedauer auf 60 Sekunden steigern.

＊ Wiederholen Sie diese Übung insgesamt 2-mal.

Schwierige Variation

2 Nehmen Sie die in der Grundübung beschriebene Horizontalstützposition ein. Verlagern Sie mit dem Ausatmen das Gewicht auf den rechten Arm, öffnen Sie den Oberkörper zur linken Seite und legen Sie die linke Hand an den Hinterkopf, der Ellenbogen zeigt nach oben. Der linke Fuß steht nun vor dem rechten. Halten Sie diese Position 3 tiefe Atemzüge und kehren Sie anschließend in die Ausgangsposition zurück. Wiederholen Sie den Ablauf zur anderen Seite. Führen Sie je Seite 5 Durchgänge aus und legen Sie im Anschluss eine kleine Verschnaufpause ein.

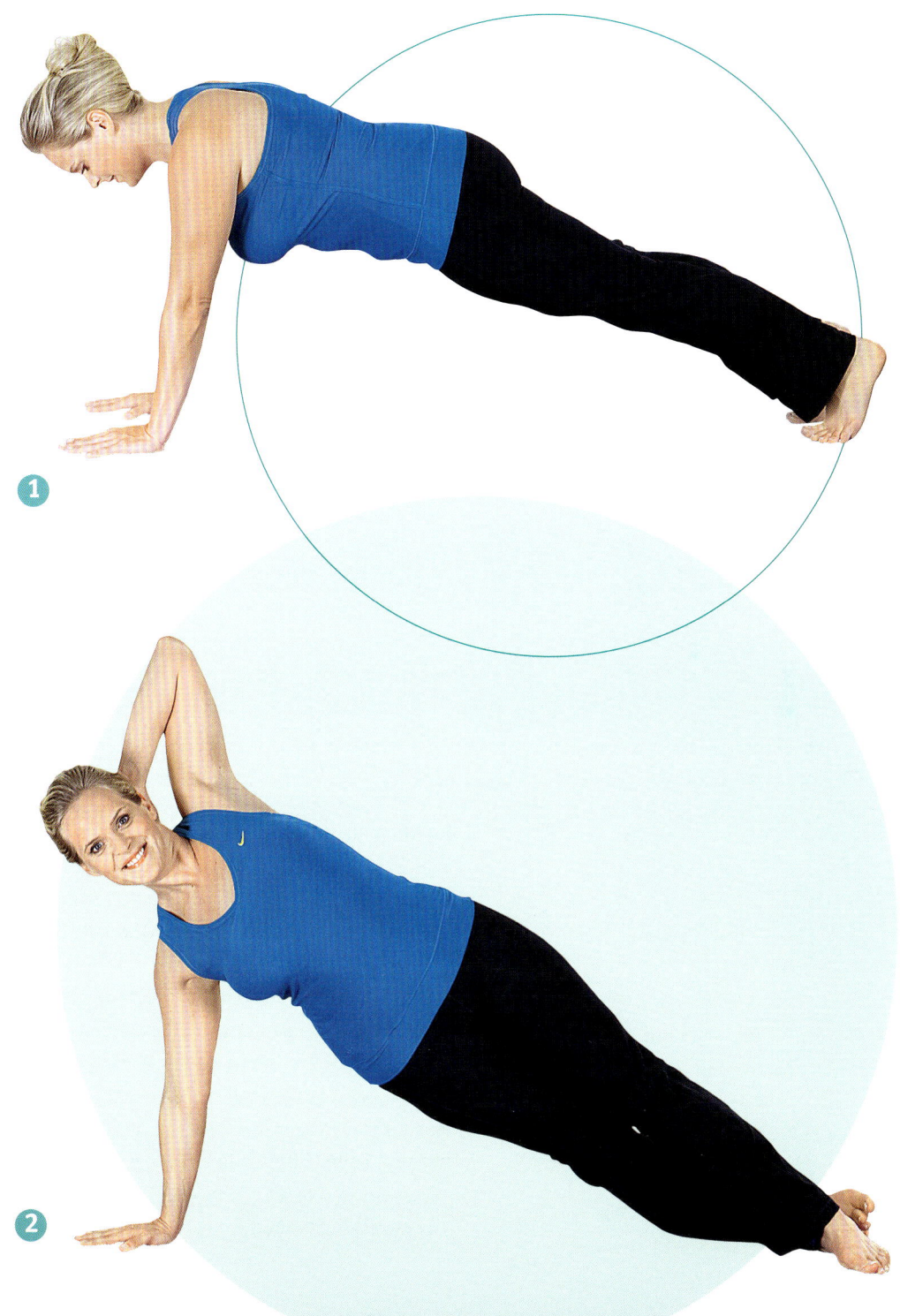

1

2

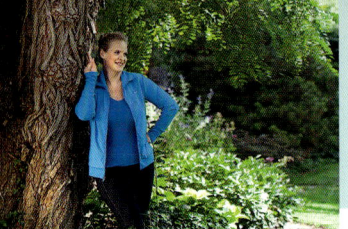

Maisbirne

Die »Maisbirne« ist jedem Boxer ein Begriff.
Sie hat die Größe eines Handballs und pendelt
an einer langen Aufhängung. Grundsätzlich
dient sie dazu, Boxschläge zu erlernen. Stellen
Sie sich vor, Sie führen die unten beschriebene
Übung an so einer Maisbirne aus. Die Bewegung kurbelt nicht nur Ihren Kreislauf, sondern
auch die Fettverbrennung in den Armen an.

So trainieren Sie

1 Stellen Sie sich aufrecht hin. Die Füße sind
hüftbreit positioniert. Ballen Sie Ihre Hände zu

So wird's optimal

Durch diese explosiven Bewegungen entsteht
im Körper eine Stresssituation. Der Körper
sucht sich eine Ausweichhaltung, um den
Stress zu verringern. So entstehen Fehlhaltun-
gen – beobachten Sie daher Ihre Körperhaltung aufmerksam und behalten Sie die kor-
rekte Position bei:
● Bleiben Sie während der Übung in Schultern und Becken stabil. Ihr Rücken bleibt
   gerade.
● Vermeiden Sie, mit dem Oberkörper nach
   vorn oder zur Seite auszuweichen. Ziehen
   Sie die Schultern nicht hoch.
Wenn Sie diese Punkte verinnerlichen, machen Sie auch im Alltag eine gute »Figur«.

Fäusten und halten Sie diese in Höhe des
Brustbeines vor dem Körper. Die Ellenbogen
zeigen jeweils nach außen. Ziehen Sie die
Schulterblätter in Richtung Gesäß und den
Bauchnabel zur Wirbelsäule.
* Aktivieren Sie Ihre Bauchmuskulatur und
führen Sie nun Kreisbewegungen mit Ihren
Unterarmen aus. Hierbei bewegen sich Ihre
Unterarme von vorne nach unten.
* Führen Sie die ersten Kreisbewegungen lang-
sam aus und steigern Sie dann allmählich das
Tempo. Behalten Sie das schnellstmögliche
Tempo etwa 20 bis 30 Sekunden bei. Versu-
chen Sie, Ihren restlichen Körper stabil zu hal-
ten – die Bewegung kommt allein aus den Un-
terarmen, die Oberarme bleiben völlig ruhig.
* Atmen Sie während der schnellen Bewegung
ruhig und gleichmäßig weiter.
* Falls Sie anfangs noch Schwierigkeiten haben,
Ihre Arme wie oben beschrieben zu bewegen,
behalten Sie sie zunächst auf Brustbeinhöhe
und üben Sie hier den Bewegungsablauf.

2 Wandern Sie nun mit Ihren kreisenden Unterarmen langsam etwas höher, bis Sie die
Arme oberhalb Ihrer Stirn halten. Führen Sie
auch hier die Bewegung so schnell wie möglich
und mit einer Dauer von 20 bis 30 Sekunden
aus.
* Wandern Sie anschließend wieder langsam
mit den kreisenden Unterarmen zurück auf
Brusthöhe.
* Halten Sie hier weitere 20 bis 30 Sekunden
durch.

* Führen Sie die Übung 3- bis 4-mal mit kleinen
Verschnaufpausen dazwischen aus.

Schwierige Variation

Laufen oder joggen Sie während des Armkreisens auf der Stelle. Achten Sie dabei auf eine stabile Körperhaltung – dadurch erhöhen Sie Ihren Energieeinsatz und damit auch Ihren Energieverbrauch. Verschnaufen Sie kurz, sodass sich der Puls beruhigen kann, und wiederholen Sie die Übung noch einige Male.

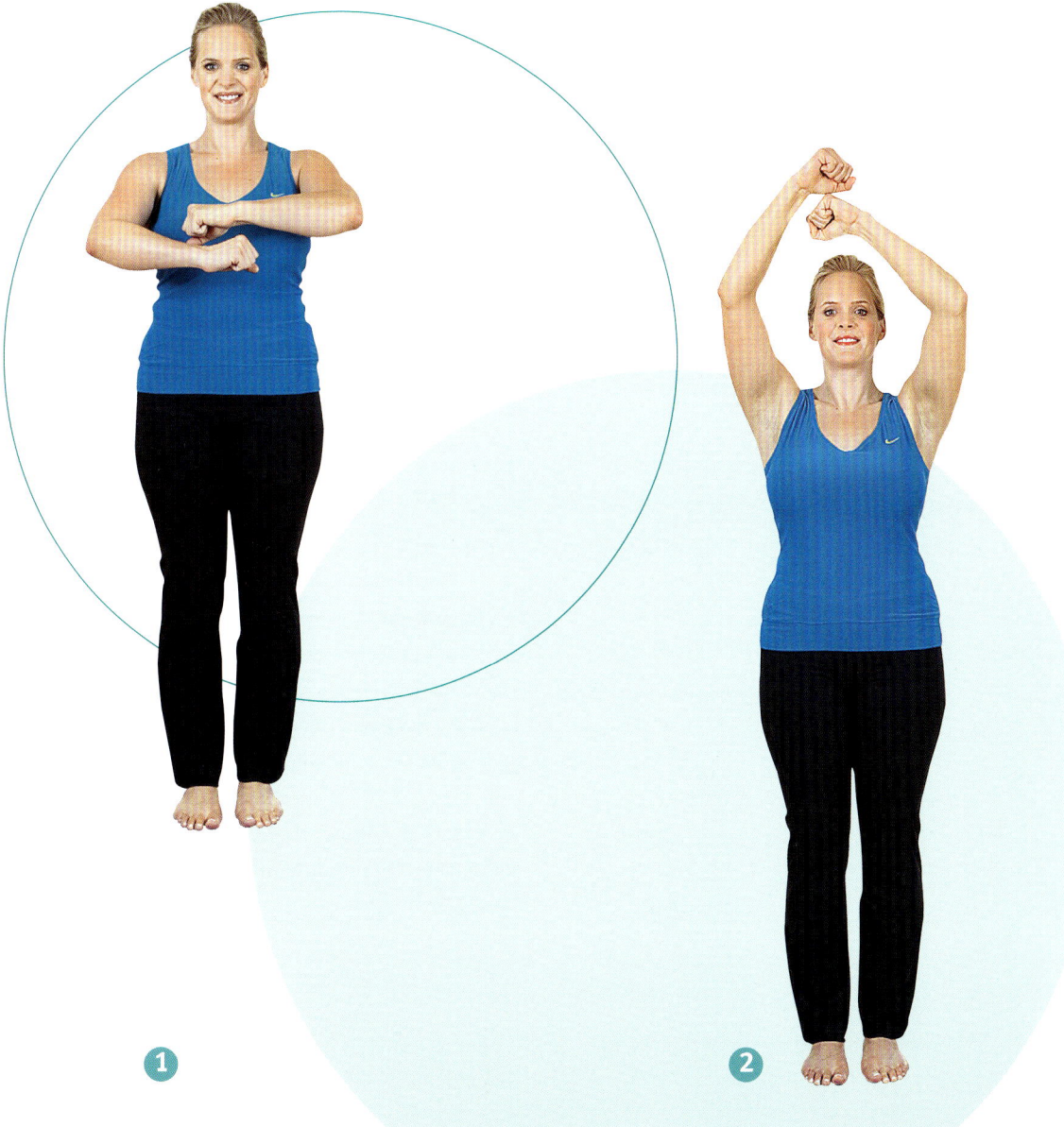

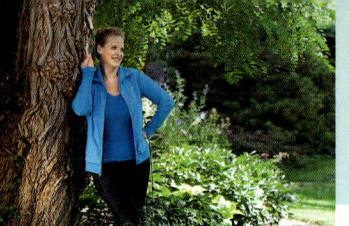

Starker Oberarm

Kräftigen Sie Ihren Bizeps für einen straffen Oberarm ganz nach dem Motto »In der Ruhe liegt die Kraft«. Denn der Bewegungsablauf sollte ruhig und kontrolliert erfolgen. Schenken Sie Ihrem Bizeps (Armbeuger) die volle Aufmerksamkeit – dadurch trainieren Sie effizienter. Sie benötigen eine Hantel mit 1 Kilogramm oder mehr Gewicht oder alternativ eine Wasserflasche mit 1 Liter oder mehr Inhalt.

So trainieren Sie

1 Setzen Sie sich aufrecht auf die vordere Kante eines Stuhles oder Hockers. Sie spüren beide Sitzbeinhöcker gleichermaßen. Die Füße befinden sich in hüftbreiter Position vor den Knien.
* Neigen Sie Ihren Oberkörper mit geradem Rücken aus der Hüfte heraus etwas nach vorne.

Tipp für den Job

Die Übung lässt sich auch jederzeit am Arbeitsplatz ausführen. Nutzen Sie die Frühstücks- oder Mittagspause für Ihr persönliches Oberarm-Straffungsprogramm. Wenn Sie keine Hantel zur Hand haben, verwenden Sie einfach eine Wasserflasche oder einen anderen schweren Gegenstand, den Sie gut in Ihren Händen halten können.

* Legen Sie eine Hantel oder Wasserflasche in eine Hand und stützen Sie den Ellenbogen oberhalb des Knies an der Innenseite Ihres Oberschenkels ab. Dadurch stabilisieren Sie den Oberarm, denn dieser soll sich bei der Übung nicht mitbewegen.
* Senken Sie den Unterarm etwas nach unten ab, ohne den Ellenbogen ganz durchzustrecken. Dieser sollte leicht gebeugt bleiben. Mit der freien Hand können Sie sich auf dem anderen Bein abstützen.
* Beugen Sie nun mit dem Ausatmen den Unterarm im Ellbogengelenk fast bis zu den Schultern an. Zwischen Unter- und Oberarm sollte in dieser Endposition noch etwa ein Apfel passen.
* Führen Sie mit dem Einatmen den Unterarm langsam wieder zurück in die Ausgangsposition, ohne das Ellbogengelenk ganz durchzustrecken.
* Knicken Sie nicht das Handgelenk ab. Der Handrücken bildet mit dem Unterarm eine Linie.
* Hängen Sie nicht durch! Achten Sie auf eine gerade Oberkörperhaltung: Das Kinn zieht nach hinten Richtung Halswirbelsäule und die Schulterblätter nach unten zum Gesäß. Halten Sie den Rücken gerade.

* Wiederholen Sie die Übung 10- bis 20-mal und wechseln Sie im Anschluss die Armseite.

Schwierige Variation

Üben Sie in alternativen Handpositionen: In der obigen Ausführung zeigt Ihr Handrücken Richtung Boden. Führen Sie diese Variante

8-mal langsam aus. Drehen Sie im Anschluss die Handinnenfläche nach innen. Nun zeigt der Handrücken nach außen, Ihr Daumen zur Decke. Führen Sie nun ebenfalls 8 langsame und kontrollierte Wiederholungen aus. Drehen Sie dann den Handrücken zur Decke, die Handinnenfläche zum Boden. Führen Sie 8 Wiederholungen aus. Lockern Sie im Anschluss Ihren

Arm und wechseln Sie die Seite. Der Handrücken bildet bei jeder Variante eine Linie mit Ihrem Unterarm. Achten Sie auf eine stabile Oberkörperhaltung. Atmen Sie mit der Anstrengung (Beugen des Armes) aus und mit dem Absenken des Unterarmes ein. Wiederholen Sie die Übung insgesamt 3-mal je Armseite.

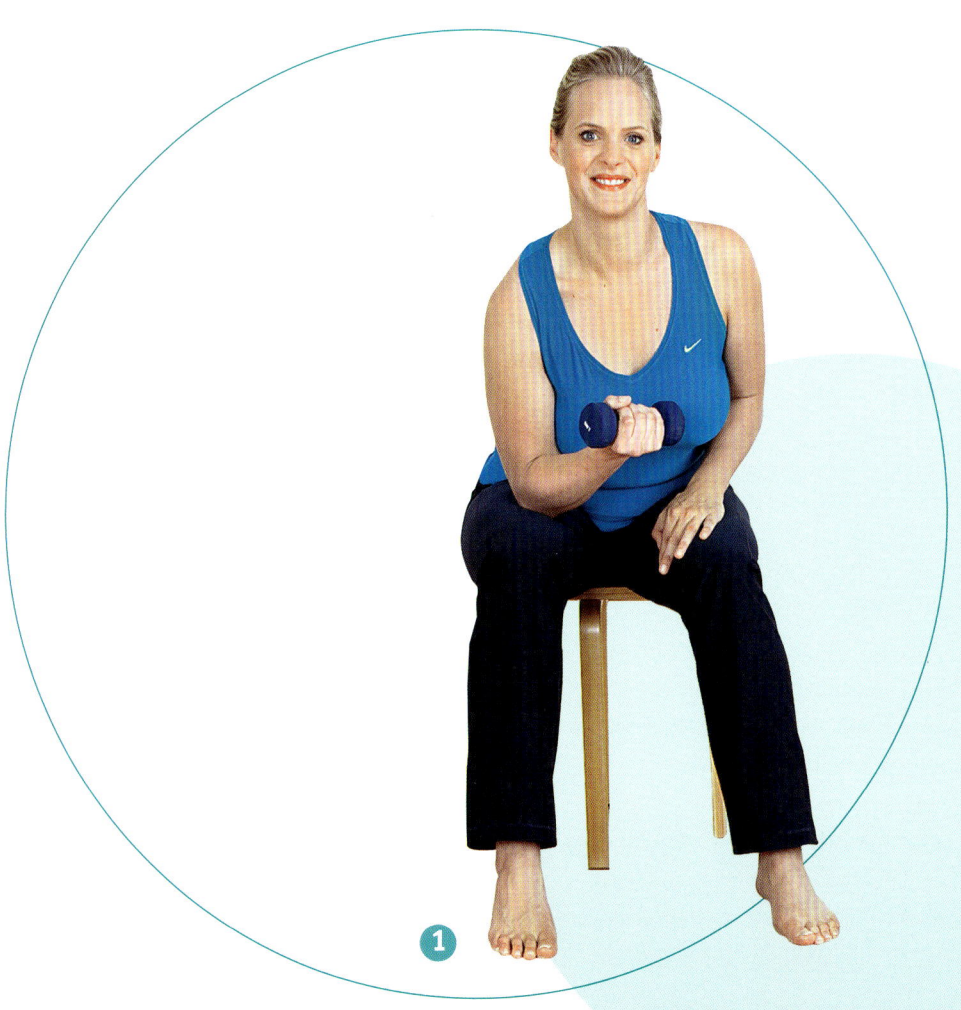

1

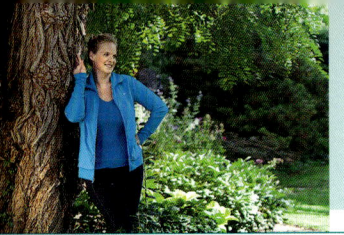

Die ultimativen Übungsprogramme

Die hier vorgestellten Programme bilden ein auf Ihre individuellen Bedürfnisse abgestimmtes Training.

Sie wollen Ihren Bauch im Schnellverfahren für den Strandurlaub in Form bringen? Mit dem **SOS-Bauch-weg-Programm für 5 Tage** kein Problem. Die 6 Übungen liefern eine optimale Trainingsbelastung für die gerade, äußere schräge, innere schräge und quere Bauchmuskulatur. Wundern Sie sich nicht, dass auch 2 Übungen aus dem Problemzonenbereich Beine und Po auftauchen. Mit »Schnelle Beine« und »Sprungkraft« erhöhen Sie zum einen Ihren Trainingspuls und damit die Trainingsintensität, zum anderen sind die Bauchmuskeln als Stabilisator beteiligt. Denn für ein ausgewogenes Ergebnis sollten Sie Ihren Körper ganzheitlich trainieren. Führen Sie alle 6 Übungen täglich mindestens 1- bis 2-mal aus.

Schöne Beine und eine attraktive Rückansicht erhalten Sie mit dem **Straffer-Po-und-schlanke-Beine-Programm für 7 Tage.** Trainieren Sie täglich 30 Minuten mindestens 5 der vorgestellten Übungen mit jeweils 2 bis 3 Durchgängen. Legen Sie zwischen den einzelnen Übungen keine langen Pausen ein – so behalten Sie Ihren Trainingspuls bei, was sich wiederum positiv auf die Fettverbrennung auswirkt.

Mit dem **Rundum-Speck-weg-Programm für 14 Tage** werden alle Problemzonen bearbeitet. Damit machen Sie im nächsten Sommer garantiert eine gute Figur! Trainieren Sie jeden zwei-

ten Tag etwa 60 Minuten. Wärmen Sie sich zu Beginn Ihrer Trainingseinheit kurz auf: Tanzen Sie locker zu Ihrem Lieblingssong, bis Sie eine leichte Erwärmung des Körpers spüren. Führen Sie die 16 Übungen in der abgebildeten Reihenfolge aus. Ich habe sie so ausgewählt, dass eine zu schnelle Ermüdung einer Muskelgruppe vermieden wird und Sie die Problemzonen dennoch systematisch angehen können. Wechseln Sie bereits nach dem ersten Durchgang einer Übung zur nächsten, bis Sie bei der letzten Übung angekommen sind. Beginnen Sie dann wieder mit der ersten Übung. Führen Sie insgesamt, ohne eine Pause dazwischen einzulegen, 2 bis 3 Durchgänge aus. Lockern Sie am Ende Arme und Beine aus. Um die Muskulatur auf Dauer geschmeidig zu erhalten, empfehle ich Ihnen zudem Yoga-Übungen. Legen Sie am besten 1-mal in der Woche eine kleine Yogaeinheit ein.

Schneller zum Ziel

Unterstützen Sie Ihr Trainingsprogramm mit einer ausgewogenen Ernährung. Tipps und Ratschläge dazu finden Sie auf den Seiten 10 und 11. Mit gezielten Anwendungen zur Entschlackung purzeln die Pfunde noch schneller. Mit einfachen Tricks, die Sie auf Seite 12 unter dem Punkt »Noch mehr Tipps für ein besseres Körpergefühl« finden, nehmen Sie nicht nur rascher ab, sondern fühlen sich auch wohler. Wie Sie Ihr Training durch mentale Arbeit unterstützen, lesen Sie auf den Seiten 8 und 9.

Das SOS-Bauch-weg-Programm für 5 Tage

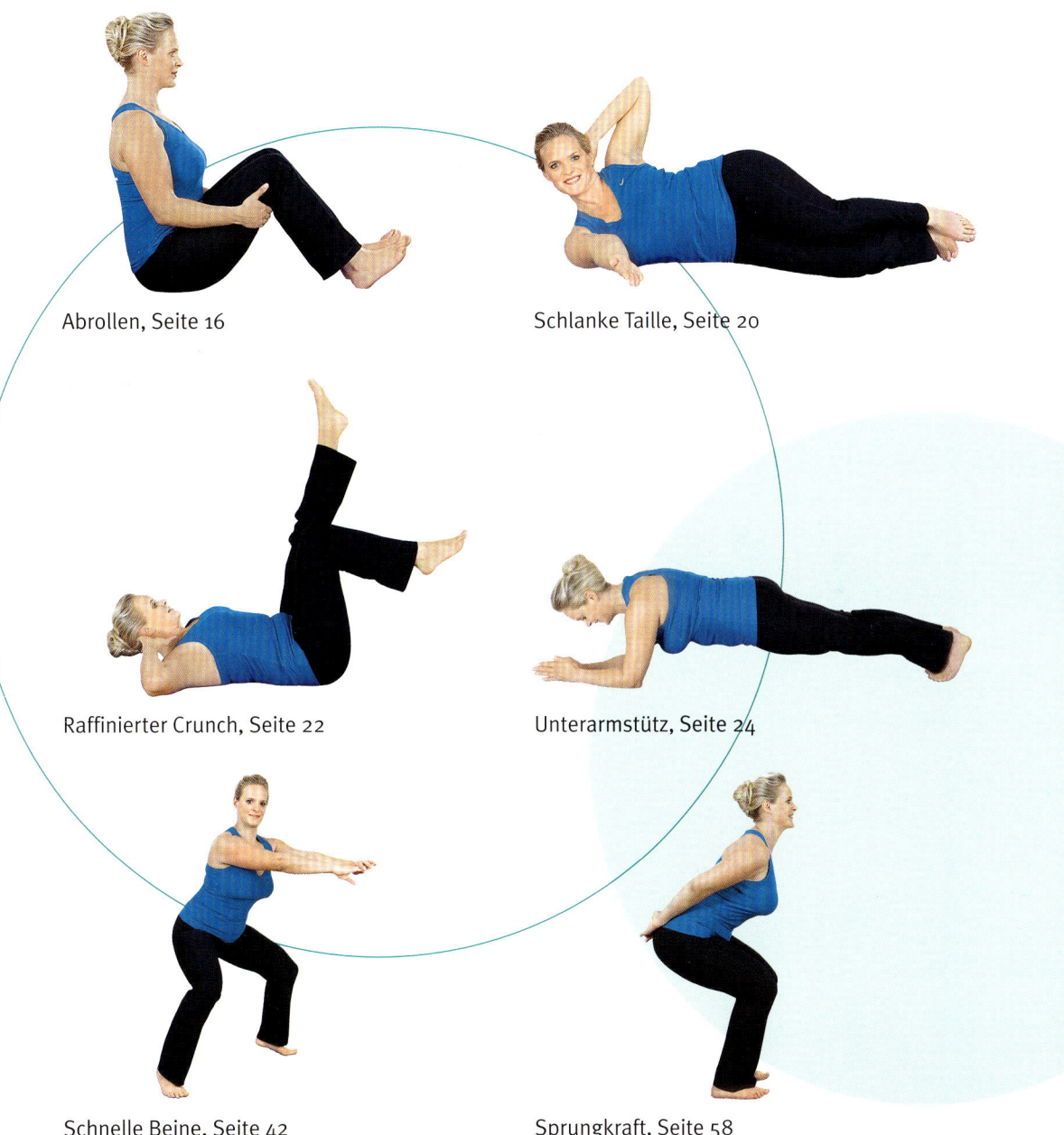

Abrollen, Seite 16

Schlanke Taille, Seite 20

Raffinierter Crunch, Seite 22

Unterarmstütz, Seite 24

Schnelle Beine, Seite 42

Sprungkraft, Seite 58

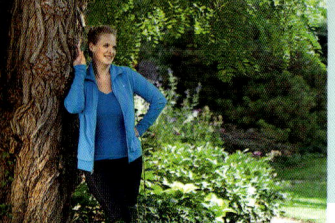

Das Straffer-Po-und-schlanke-Beine-Programm für 7 Tage

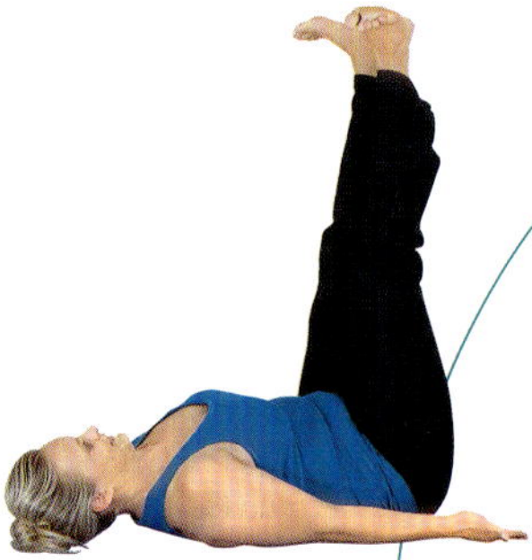

Frosch, Seite 32

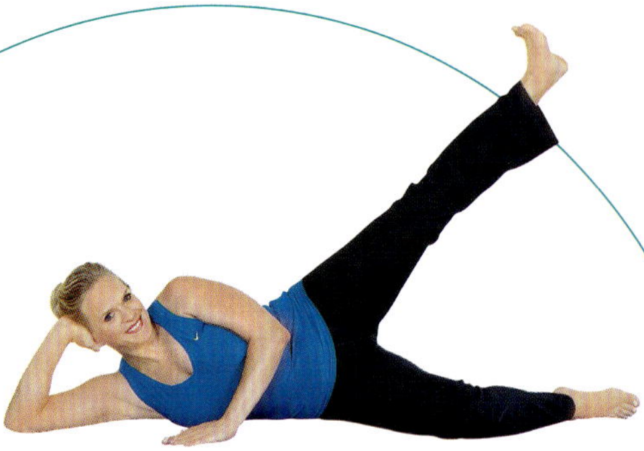

Reiterhosen-Killer, Seite 34

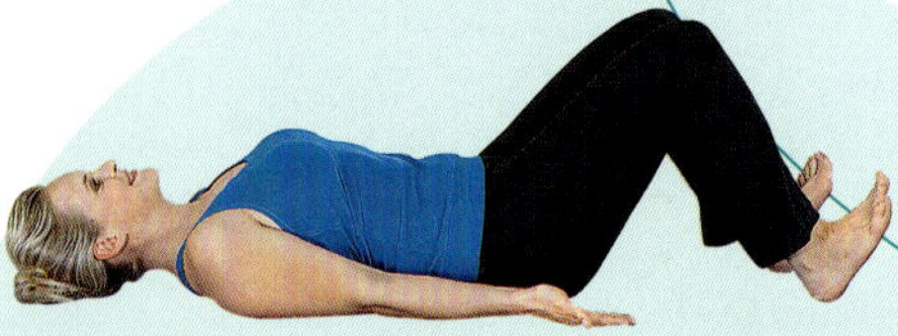

Beinspannung, Seite 36

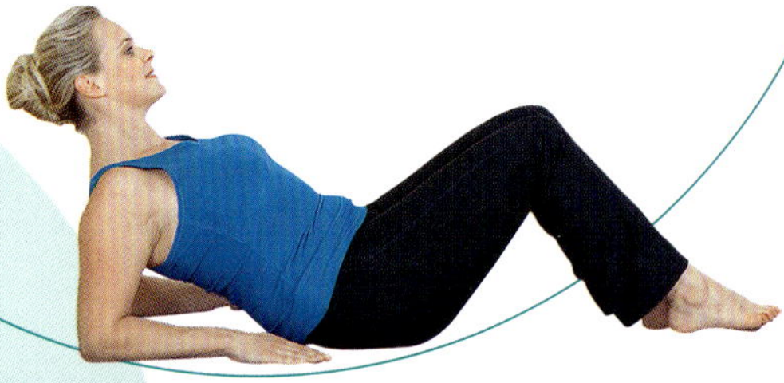

Beinstreckung, Seite 40

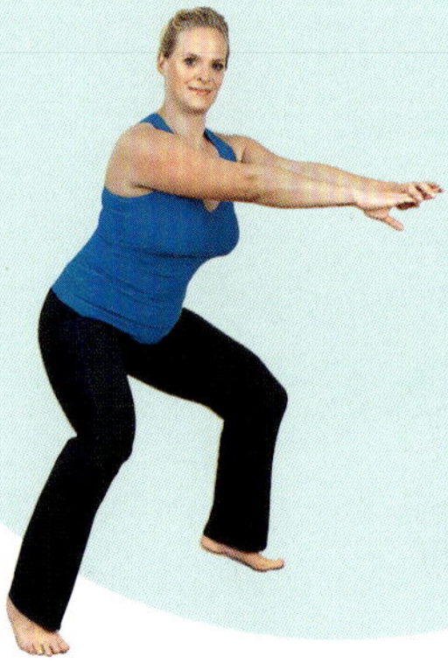

Schnelle Beine, Seite 42

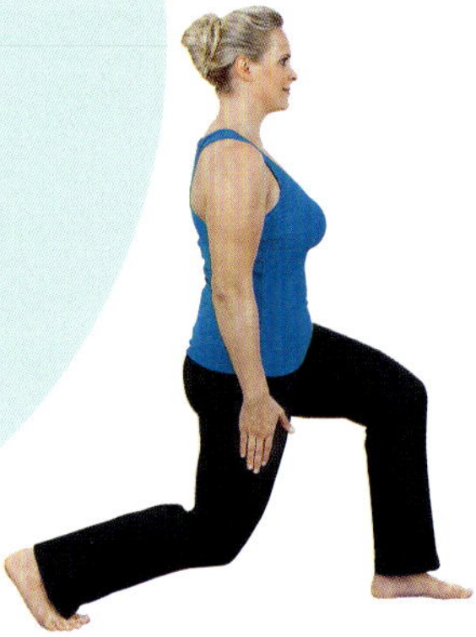

Beinkraft, Seite 44

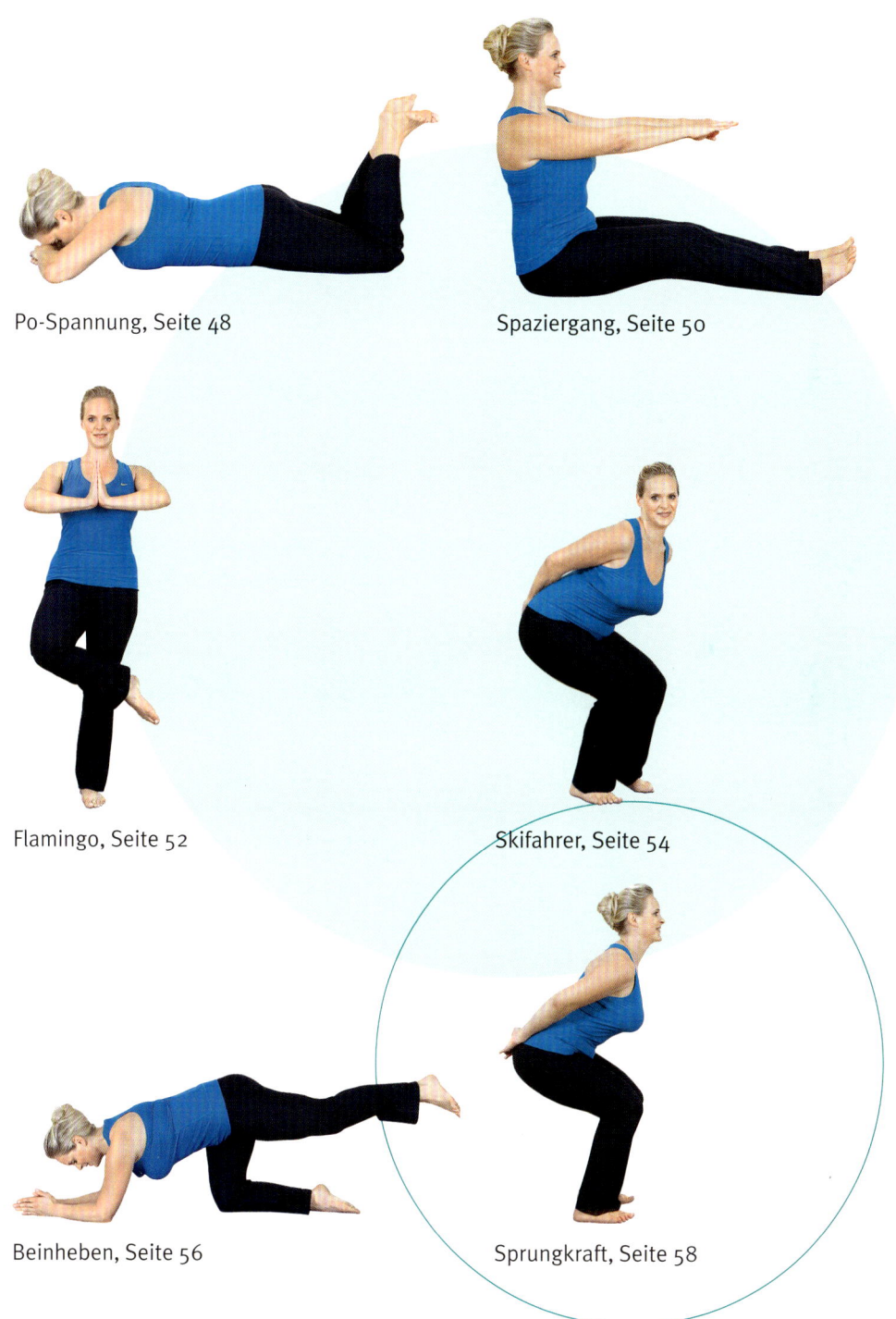

Po-Spannung, Seite 48

Spaziergang, Seite 50

Flamingo, Seite 52

Skifahrer, Seite 54

Beinheben, Seite 56

Sprungkraft, Seite 58

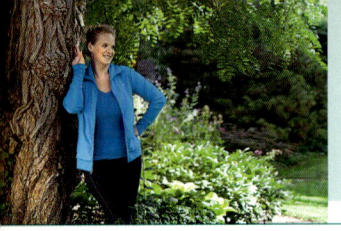

Das Rundum-Speck-weg-Programm für 14 Tage

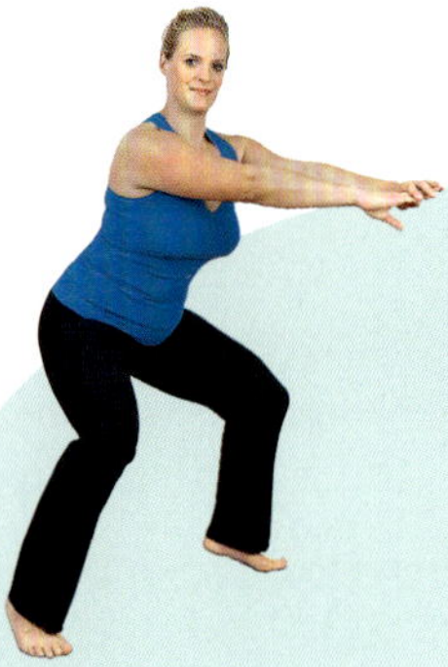

Schnelle Beine, Seite 42

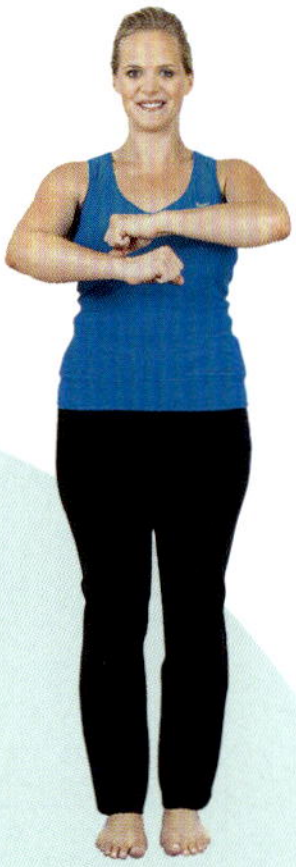

Maisbirne, Seite 68

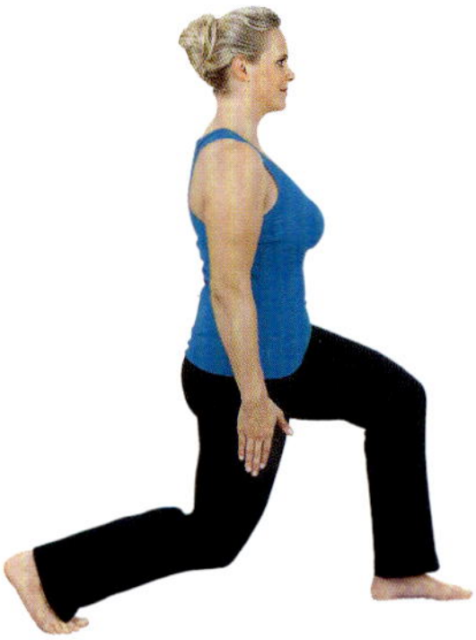

Beinkraft, Seite 44

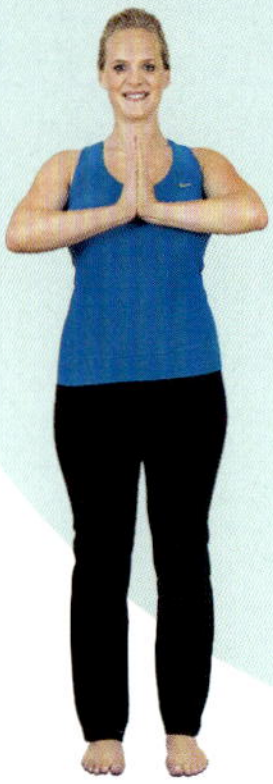

Tiefenkraft, Seite 28

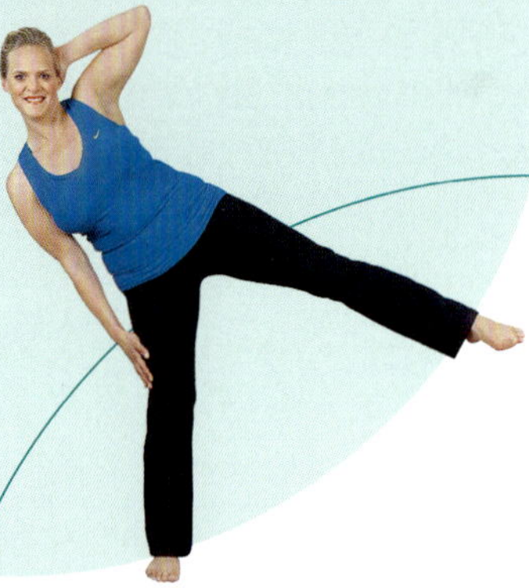

Pendel, Seite 18

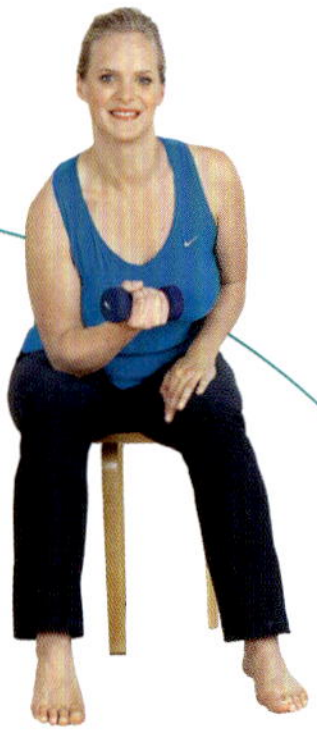

Starker Oberarm, Seite 70

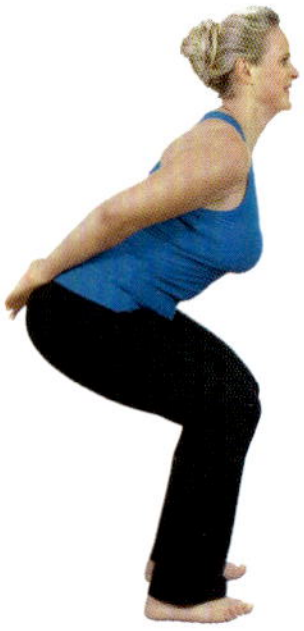

Skifahrer, Seite 54

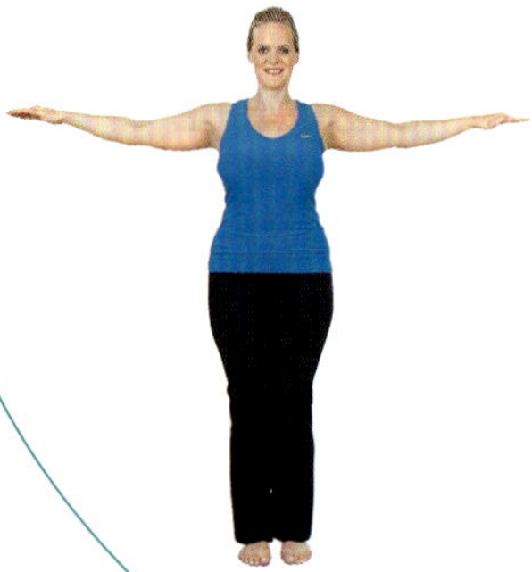

Armkreisen, Seite 62

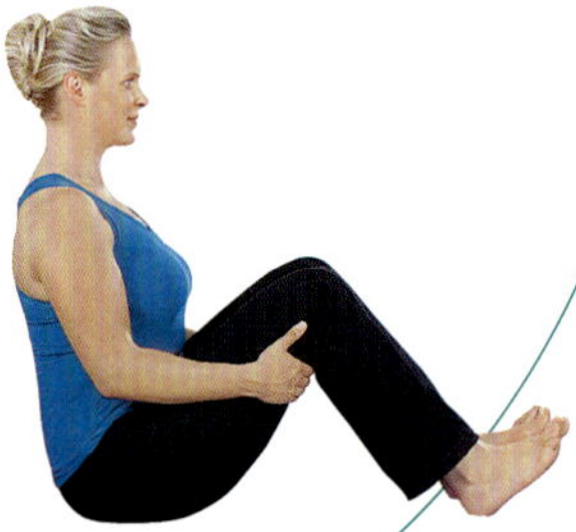

Abrollen, Seite 16

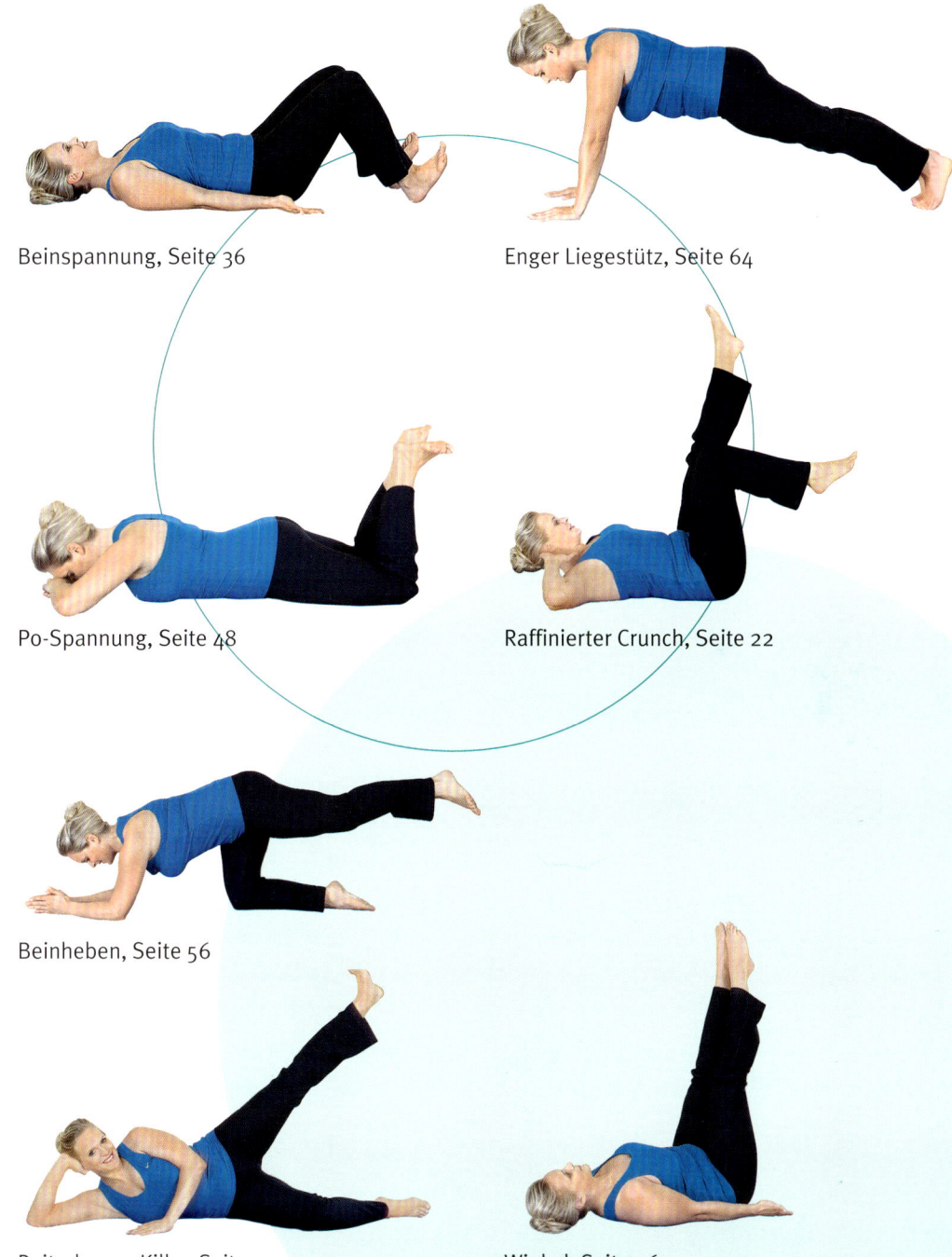

Beinspannung, Seite 36

Enger Liegestütz, Seite 64

Po-Spannung, Seite 48

Raffinierter Crunch, Seite 22

Beinheben, Seite 56

Reiterhosen-Killer, Seite 34

Winkel, Seite 26

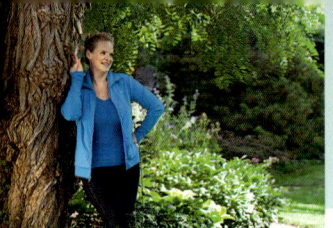

Stichwortverzeichnis

Empfehlenswerte Literatur

* Moriabadi, Uschi: Für Yoga ist es nie zu spät. So bleiben Sie gesund und beweglich. BLV, München 2009

Tatay, Simone: Thera-Band für Schulter & Nacken. Schnelle Hilfe bei akuten Schmerzen. BLV, München 2009

* Zylla, Amiena/Mießner, Wolfang: Yoga Schritt für Schritt. Die ersten Übungen für Anfänger. BLV, München 2009

* Zylla, Amiena/Mießner, Wolfang: Yoga-Quickies. Kurze Übungen für den Alltag. BLV, München 2008

Über die Autorin

Simone Tatay ist mehrfach ausgebildete Trainerin für Fitness, Gesundheit und Ernährung. Als Ausbilderin und Personal Trainerin hält sie Vorträge über funktionelle und moderne Trainingsmethoden und gesunde Ernährung mit dem Ziel der Gewichtsreduktion und Vermeidung von Cellulite.

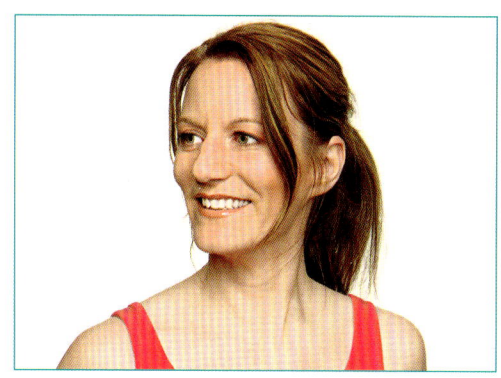

Impressum

Bibliografische Information der Deutschen Nationalbibliothek

Die Deutsche Nationalbibliothek verzeichnet diese Publikation in der Deutschen National-bibliografie; detaillierte bibliografische Daten sind im Internet über http://dnb.d-nb.de abrufbar.

BLV Buchverlag GmbH & Co. KG
80797 München

© 2010 BLV Buchverlag GmbH & Co. KG, München

Bildnachweis
alle Fotos von Claudia Reiter
außer S. 79 von Thomas Lother

Umschlagfotos: Claudia Reiter

Lektorat: Manuela Stern, Ruth Wiebusch
Herstellung: Angelika Tröger
DTP: Uhl + Massopust GmbH, Aalen

Gedruckt auf chlorfrei gebleichtem Papier

Printed in Germany
ISBN 978-3-8354-0649-0

Hinweis
Das vorliegende Buch wurde sorgfältig erarbei-tet. Dennoch erfolgen alle Angaben ohne Ge-währ. Weder Autorin noch Verlag können für eventuelle Nachteile oder Schäden, die aus den im Buch vorgestellten Informationen resul-tieren, eine Haftung übernehmen.

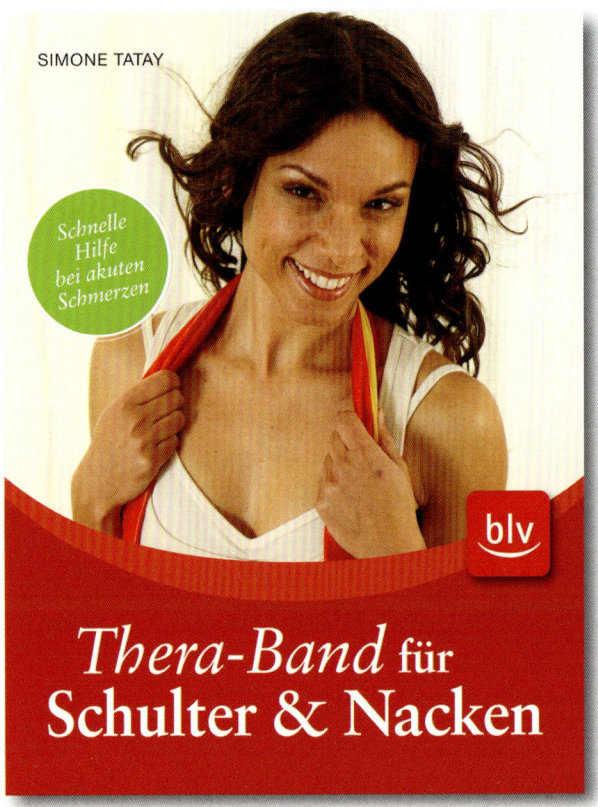